临床消化内科疾病诊疗新思维

于金凤 ◎ 著

吉林科学技术出版社

图书在版编目（CIP）数据

临床消化内科疾病诊疗新思维/ 于金凤著. -- 长春：
吉林科学技术出版社, 2019.8
ISBN 978-7-5578-6023-3

Ⅰ.①临… Ⅱ.①于… Ⅲ.①消化系统疾病–诊疗
Ⅳ.①R57

中国版本图书馆CIP数据核字(2019)第167161号

临床消化内科疾病诊疗新思维
LINCHUANG XIAOHUA NEIKE JIBING ZHENLIAO XINSIWEI

出 版 人	李 梁
责任编辑	李 征 李红梅
书籍装帧	山东道克图文快印有限公司
封面设计	山东道克图文快印有限公司
开 本	787mm×1092mm 1/16
字 数	214千字
印 张	9.25
印 数	3000册
版 次	2019年8月第1版
印 次	2019年8月第1次印刷

出 版	吉林科学技术出版社
发 行	吉林科学技术出版社
地 址	长春市福祉大路5788号出版集团A座
邮 编	130000
发行部电话/传真	0431-81629529 81629530 81629531
	81629532 81629533 81629534
储运部电话	0431-86059116
编辑部电话	0431-81629508
网 址	http://www.jlstp.net
印 刷	山东道克图文快印有限公司

书 号	ISBN 978-7-5578-6023-3
定 价	98.00元

前　　言

　　消化系统疾病与全身性疾病关系密切。消化系统疾病不仅仅是消化道内的疾病，还会引起一些全身表现，甚至在某个时期内会掩盖本系统的基本症状；另一方面全身疾病常以消化系症状为其主要表现。因此，消化专业医师必须具备坚实的一般临床基础，着眼于病人的整体，进行整体与局部相结合的诊治。

　　本书共九章，对消化病的临床表现、治疗诊断均做了全面论述，内容包括食管疾病，胃及十二指肠疾病，小肠疾病，阑尾疾病，结肠疾病，直肠、肛管疾病，肝脏疾病，胆道疾病，胰腺疾病等知识。主要讲述了各种消化系统疾病的临床诊断与治疗技术，既有丰富的临床经验的总结，又有许多新知识。

　　本书适合各级内科或消化内科专科医师参考。由于编写人员水平所限，书中难免存在缺点和不足，恳请同行专家及广大读者予以批评指正，以便再版修改

编　者

目　　录

第一章　食管疾病

第一节　反流性食管炎

反流性食管炎(RE)是指过多的胃、十二指肠内容物反流入食管引起胃灼热感、反酸、吞咽困难等症状,并导致食管黏膜糜烂、溃疡等病变的疾病。近年来发现,幽门螺杆菌感染与反流性食管炎有一定的关系。反流性食管炎的症状易与消化性溃疡相混淆,中老年人、肥胖、吸烟、饮酒及精神压力大是反流性食管炎的高发人群。

【病因】

主要是由于食管下段括约肌压力低下,导致胃酸反流至食管,使食管暴露于胃酸时间过长而引起食管黏膜损害。如下疾病均可能导致反流性食管炎:

(1)食管裂孔疝。

(2)妊娠、呕吐、呃逆。

(3)外科手术,如迷走神经切断术、食管下段肌层切开术、胃大部切除术等。

(4)其他疾病:各种器质性疾病,如食管下段及贲门部肿瘤、硬皮病和各种造成幽门梗阻的疾病,均可造成反流性食管炎。

【病理】

经食管镜检查及组织学活检,依黏膜及溃疡发生情况,可对食管炎症分为由轻到重的 4 个等级。

【临床表现及诊断】

(一)临床表现

反流性食管炎早期可无任何症状,但是随着反流时间和程度的增加,患者会有不同程度的胃灼热感、胸骨后或心前区疼痛等症状,有些患者可出现吞咽困难。

1.胸骨后烧灼感

是由于反流的胃酸化学性刺激食管上皮下的感觉神经末梢造成的。典型的烧灼痛症状位于胸骨下方,并向上放射。反流发作时症状明显,弯腰、用力或平卧时亦可引起,直立位减轻。

2.吞咽困难及疼痛

早期吞咽时可有疼痛或梗阻。吞咽疼痛可由于食物团刺激发炎的食管或食管痉挛造成。食物下咽时发生部分或全部梗阻,并不一定发生疼痛。

3.反酸

进食、用力或体位改变后均可能发生反酸。胃内容物可被吐出或咽下,在咽或口腔内残留一种酸味或苦味,造成口臭或味觉损害。

4.其他症状

反流并发症造成的症状,如炎性声带息肉、肺及支气管感染和食管溃疡穿孔及出血等相关症状。长期反流也会对咽部和声带产生损伤,发生慢性咽炎、慢性声带炎和气管炎等。

(二)特殊检查

1.内镜检查

是诊断反流性食管炎最准确的方法,并能判断反流性食管炎的严重程度和有无并发症,结合活检可与其他原因引起的食管炎和其他食管疾病作鉴别。国内多采用 LosAngeles 分类法,分为 A～D 四级。A 级:黏膜破损局限于食管黏膜皱襞,长径<0.5cm;B 级:黏膜破损局限于食管黏膜皱襞,相互不融合,但长径>0.5cm;C 级:破损病灶在黏膜顶部有融合,但范围小于食管环周的 75%;D 级:破损融合,且范围大于食管环周的 75%。

2.X 线钡餐造影

可观察食管蠕动情况,并可发现食管憩室或肿瘤等病变,轻度食管炎在 X 线检查时无明显征象,严重的食管炎常位于食管的下段,表现为扩张受限,黏膜纹理不规则、紊乱或中断,蠕动能力减弱,并可出现点片状钡剂残留的溃疡龛影。

3.24 小时食管 pH 值测定

可提供食管是否存在过度酸反流的客观证据,并了解酸反流的程度及其与症状发生的关系。注意检查前 3 日应停用抑酸药与促胃动力药等。

4.食管测压

有病理性反流的病人,食管下段的高压区静息压较正常者为低,有严重食管炎者可出现低振幅波或无蠕动波。由于食管下段压力有个体差异,故单从测压不能做出食管反流的诊断,但可作为抗反流手术后自身定量评价的依据。

【鉴别诊断】

应与下列疾病相鉴别,如食管癌、冠心病、胆道疾病、消化性溃疡及真菌、疱疹、药物引起的食管炎等。

【治疗】

(一)非手术治疗

反流性食管炎主要以内科非手术治疗为主,内科治疗的目的是减轻反流及减少胃分泌物对食管的刺激和腐蚀。

1.一般治疗

肥胖病人应减轻体重,可降低腹内压并减少反流。避免持重、弯腰等动作,勿穿过紧衣裤。睡眠时抬高床头 15cm,睡前 6 小时勿进食,忌烟酒,避免增加胃酸的食物和液体,如咖啡、浓茶等。避免使用抗胆碱能药等,均可减轻食管反流的发作。

2.药物治疗

①制酸剂,可用制酸剂中和胃酸,降低胃蛋白酶的活性。②促动力剂,对胃排空延长可用多潘立酮、西沙必利。③抑酸药,如 H_2 受体阻滞剂、质子泵抑制剂。④黏膜保护剂,如硫糖铝、胶体枸橼酸铋盐等。系统的内科治疗对大多数轻度食管炎病人有效。

3.食管扩张术

因反流性食管炎形成的瘢痕性狭窄,对有吞咽困难症状者可行食管扩张术,可使部分病人的症状缓解,经多次扩张疗效不显著者仍需手术。

（二）手术治疗

1.外科手术的适应证

(1)充分而系统的药物治疗,历时半年至1年以上仍不能解除症状,或虽然缓解症状,但停药后症状复显著。

(2)有并发症,如出血、反复发作性肺炎和哮喘等。

(3)食管消化性狭窄。

(4)Barrett食管、食管上皮有轻度不典型增生、药物治疗无效者,应行抗反流手术,重度不典型增生则是手术切除病变食管的指征。

(5)食管旁疝和混合型食管裂孔疝所导致的胃食管反流。

(6)抗反流手术后复发。

(7)儿童胃食管反流引起呼吸道并发症,如反复发作性肺炎和哮喘等。

(8)短食管。

2.术前准备

改善病人营养状态。有慢性呼吸道感染者给予抗生素及胸部理疗。拟行或可能行食管切除术者应进行肠道准备。为减少因麻醉诱导发生反胃或呕吐的危险,术前应注射 H_2 受体阻滞剂或用大口径胃管吸引胃内容物。

3.手术治疗原则

治疗原发病(如食管裂孔疝等),并实施抗反流手术,有狭窄者应同时纠正。

4.抗反流手术

目的是阻止胃内容物反流入食管。最有效的办法是恢复食管远端的腹内段及在食管与胃之间构成一单向活瓣组织。常用的手术方法有 Nissen 胃底折叠术(是被认为除食管短缩病例外适合大多数反流性食管炎病人的术式)、BelseyMarkⅣ手术、Hill手术、腹腔镜下胃底折叠术等。对伴有短食管病例可应用食管延长术(Collis手术),再加 Belsey 手术或 Nissen 手术。

5.解除食管狭窄的手术

包括食管狭窄部分切除端端吻合或食管部分切除和食管吻合术、Thal手术以及食管切除肠段间植术等。

6.微创手术

近年随着微创外科的蓬勃发展,腔镜下抗反流手术以其图像放大、光照良好、可在狭小间隙内操作的突出优势而迅速成为胃食管反流病的一种新的手术方式。

【预后】

抗反流手术的疗效与内科治疗相当,疗效满意,手术病死率在1%以下。

第二节　Barrett 食管

Barrett 食管(BE)是指食管下段的复层鳞状上皮被化生的单层柱状上皮所替代的一种病理现象,可伴有肠化或不伴有肠化。其中伴有肠上皮化生者属于食管腺癌的癌前病变。至于不伴有肠化生者是否属于癌前病变,目前仍有争议。

【临床表现】

BE 主要表现为胃食管反流病(GERD)的症状,如胃灼热、反酸、胸骨后疼痛和吞咽困难等。但流行病学发现一些 BE 患者并无 GRED 症状。有多个危险因素的患者(年龄 50 岁以上,长期反流性食管病,膈疝,肥胖特别是腹部肥胖者),应该筛查 BE。

【诊断】

主要根据内镜检查和食管黏膜活检。当内镜检查发现食管下段有柱状上皮化生表现时称为"内镜下可疑 BE",经病理学检查证实有柱状细胞存在时即可诊断为 BE,发现有肠上皮化生存在时更支持 BE 的诊断。

1.内镜诊断

发生 BE 时 Z 线(鳞-柱状上皮交界处,SCJ)上移,表现为 GEJ(胃食管结合处)的近端出现橘红色(或)伴有栅栏样血管表现的柱状上皮,即 SCJ 与 GEJ 分离。内镜结合组织学检查和病理活检,是目前诊断 BE 及 BE 癌变最有效的手段。BE 监测的目的是在出现明显症状或发生转移之前发现不典型增生或癌变;BE 的长度测量应从胃食管交界开始向上至鳞柱状上皮交界;BE 中不典型增生和肿瘤是呈灶性分布的,故必须多次进行系统活检(目前常用四象限活检法)才可能发现 BE 不典型增生或腺癌;色素内镜与放大内镜、窄带光谱成像内镜(NBI)、激光共聚焦内镜已应用于 BE 的诊断,这些技术能清晰显示黏膜的微细结构,有助于定位,并能指导活检。如放大内镜下可将黏膜分为三型:Ⅰ型小圆凹型;Ⅱ型裂缝、网状型;Ⅲ型脑回绒毛型,其中Ⅲ型与肠化生相关。

BE 内镜下按形态可分为全周型、舌型和岛状。按化生的柱状上皮长度分为:长段 BE,化生的柱状上皮累及食管全周且长度≥3cm;短段 BE,化生的柱状上皮未累及食管全周或虽累及全周但长度＜3cm。

2.病理学诊断

(1)活检取材:推荐使用四象限活检法,即常规从 GEJ 开始向上以 2cm 的间隔分别在 4 个象限取活检,每个间隔取 8 块以上的黏膜组织能有效提高肠上皮化生的检出率。对怀疑有 BE 癌变者应每隔 1cm 进行四象限活检,提倡应用新型内镜技术进行靶向活检。

(2)食管下段化生的柱状上皮的组织学分型:胃底型、贲门型、肠化生型。

(3)BE 伴有异型增生,包括轻度异型增生和重度异型增生。

【治疗】

原则是控制胃食管反流、消除症状,预防和治疗并发症,包括异型增生和癌变。

1.药物治疗

BE 的发生与食管下端异常酸暴露有关,抑酸剂是治疗反流症状的主要药物,质子泵抑制剂(PPI)优于 H_2 受体拮抗药。PPI 能控制症状,治愈食管炎,也可辅助内镜消融治疗。目前尚无确凿证据表明质子泵抑制剂能逆转柱状上皮化生或预防腺癌的发生,使用质子泵抑制剂时应按照胃食管反流病常规剂量、足疗程进行。促动力药、黏膜保护剂、镇痛药、平滑肌瞬时松弛抑制剂等对控制症状和治疗反流性食管炎亦有一定疗效。

2.内镜治疗

适用于伴有重度异型增生和癌局限于黏膜层的 BE 患者。目前常采用的内镜治疗方法有氩离子凝固术、高频电治疗、激光治疗、射频消融、光动力治疗、内镜下黏膜切除术和冷冻消融等。对不伴异型增生的 BE,因其癌变的概率低,不提倡内镜治疗。伴有轻度异型增生的 BE 癌变率亦较低,可先行内镜随访,若进展为重度异型增生,应行内镜治疗。

3.手术治疗

对已证实有癌变的 BE 患者,原则上应手术治疗。伴有重度异型增生的 BE 和限于黏膜层的早期癌患者,内镜治疗和手术治疗能达到同样的效果,方案选择应根据患者本人意见及医生的经验。

4.抗反流手术

包括外科手术和内镜下抗反流手术。能在一定程度上改善 BE 患者的反流症状,但不影响其自然病程,远期疗效有待证实。

【监测与随访】

对不伴异型增生者应每 2 年复查 1 次,如果 2 次复查后未检出异型增生和早期癌,可将复查间隔放宽为 3 年。对伴轻度异型增生者,第 1 年应每 6 个月内镜复查 1 次,若异型增生无进展,可每年复查 1 次。对重度异型增生的 BE,有两个选择:建议内镜或手术治疗,或密切监测随访,每 3 个月复查胃镜 1 次,直到检出黏膜内癌。

第三节 食管炎

一、急性腐蚀性食管炎

急性腐蚀性食管炎即吞服各种化学腐蚀剂所引起的食管损伤和急性炎症。碱性腐蚀剂具有很强的穿透性和吸水性,它能够与脂肪起皂化作用并使蛋白溶解从而导致黏膜及其下层水肿、坏死和溃疡,甚至可引起食管广泛性瘢痕性狭窄,食管穿孔可引起心包炎及纵隔炎。酸性腐蚀剂亦有很强的脱水性,可造成食管黏膜棕色或黑色坏死,所引起的损伤较强碱为浅,但对胃黏膜损伤较重。食管狭窄 50% 发生 1 个月内,80% 发生于 2 个月内,100% 发生于 8 个月内。

【诊断】

1.临床表现

吞服腐蚀剂后即有口、咽及胸骨后方剧烈灼痛、咽下困难、涎液多及呕吐为本病典型症状,严重者伴发热及周围循环衰竭。

2.特殊检查

(1)X线检查:应在急性炎症消退后,患者能服流质方可作食管吞钡检查,如疑有穿孔或食管瘘,最好采用碘油造影。

(2)内镜检查:应尽早检查,以判断病变范围,防止因狭窄形成梗阻。近来不少学者主张在食管损伤后24～48小时进行早期诊断性食管镜检查。检查禁忌证有:①食管穿孔,②呼吸困难,③休克,④咽喉部有Ⅲ度灼伤。

【治疗】

1.一般治疗

卧床休息,昏迷者重症监护,患者清醒而有自杀企图者应专人护理,注意生命体征的变化,严密观察有无喉头水肿,输液并补充维生素和电解质,应用抗生素预防继发感染。

2.紧急措施

立即终止接触毒物,消除胃肠道尚未吸收的毒物,并促使已吸收的毒物排出。根据毒物性质、选择应用相应的解毒剂。禁止洗胃与催吐。对服酸性腐蚀剂者立即用2%～3%氢氧化铝溶液、蛋清、牛奶或镁乳等中和;吞服碱性腐蚀剂可用稀乙酸、稀盐酸、柠檬汁、橘子水或食醋中和。另外可少量口服橄榄油或食用油,可润滑创面、防管腔粘连。吞酸性腐蚀剂忌用苏打中和,以免产出的二氧化碳增加食管、胃穿孔的危险。

3.特殊治疗

(1)保留胃管:自胃管注入食物维持营养,减少食管腔肉芽组织创面粘连,可保留3周以上。

(2)气管切开术:严重病例及有喉头水肿者应尽早施行。

(3)胃造瘘术:伤后72小时仍不能吞咽者,严重食管灼伤在纠正休克后应及时做胃造瘘。

(4)抗生素和糖皮质激素:严重灼伤后早期联合应用,但疑有食管或胃穿孔者禁用激素。

(5)扩张疗法:尽早采用水银探条扩张,其目的是防止管腔狭窄,尽早于灼伤后24～48小时进行,多为4～6周进行扩张,一般每周一次。亦可采用经胃造瘘管用线绳逆行法进行扩张,对瘢痕组织坚硬广泛、不规则或有长管状狭窄者,应警惕操作所致的食管穿孔的危险。

4.手术治疗

若扩张无效,需进行食管胃吻合和食管切除术,或用结肠代食管以恢复消化道的连续性。其手术指征如下:①食管穿孔。②完全性食管狭窄。③食管狭窄呈袋形或不规则。④患者拒绝食管扩张或不能耐受者。

【预后】

取决于误服或有意吞服腐蚀剂的浓度与剂量以及治疗是否及时、得当。高浓度大剂量服用者,常在短期内因上消化道穿孔而危及生命。

二、放射性食管炎

在胸部及头颈部恶性肿瘤放射治疗中,照射野内正常食管黏膜发生充血水肿,临床上表现为吞咽困难、胸骨后烧灼感、局部疼痛且进食后加重,称为放射性食管炎。食管癌、肺癌等常规放疗的处方剂量在60～70Gy,在这个剂量范围内绝大多数患者都发生不同程度的食管炎症状,限制了放射剂量的提高和肿瘤治疗的疗效。

食管鳞状上皮对放射性物质比较敏感,放射性食管炎的发生及严重程度与下列因素有关:①年龄,大于70岁的老年患者较年轻患者发生3级以上食管炎风险明显增加。②化疗,同步化疗对肺癌治疗有优势,但相应放射性食管炎风险增加,因此同步化疗剂量不宜过高,且采用超分割的放疗模式时需十分慎重。③放疗的分割方式,高强度的放疗方式不仅会增加高级别放射性食管炎的发生率,而且还会增加放射性食管炎总时间。④放疗的剂量体积,物理因素与本病的关系十分密切,逐渐成为预测本病及指导放疗计划的依据。

【诊断】

凡有胸部及头颈部恶性肿瘤患者,接受放疗可使照射野内正常的食管黏膜发生放射性食管炎。患者出现典型的食管炎症状,为咽下痛或胸骨后痛,有胸骨后灼热感,甚至出现吞咽困难、恶心、呕吐、呕血等。

【治疗】

治疗原则为收敛、抗炎、食管黏膜保护及止痛、营养支持等。应用盐水或碳酸氢钠液口腔盥洗,口服黏稠的利多卡因、制霉菌素混悬液、硫糖铝混悬液等对症治疗,或使用以庆大霉素、地塞米松、利多卡因等为主方的自制口服液。以上治疗仅能缓解症状,并不能达到治愈的效果。氨磷汀是一种有机硫化磷酸化合物,因巯基具有清除组织中自由基的作用,从理论上可以成为正常细胞保护剂,预防或减少放射性食管炎的发生。

三、病毒性食管炎(疱疹性食管炎)

病毒性食管炎是由于病毒侵犯食管黏膜引起的急性炎症损害,主要由单纯性疱疹病毒感染所致。疱疹性食管炎除发生于酸反流、化学性或机械性损伤外,亦发生于免疫功能低下或久病体弱的患者。受累的食管常有充血水肿、疱疹、点状或融合性溃疡。严重患者形成食管纵隔窦和感染扩散、食管呼吸道瘘,可并发上消化道出血,甚至病毒血症而死亡。

【诊断】

1.临床表现

轻度感染者常无症状。多数患者常有胸骨后疼痛、胃灼热、异物感、吞咽疼痛和吞咽困难,上消化道出血少见。

2.特殊检查

(1)内镜检查:可见食管远端有小疱、大小不一的溃疡,基底有明显水肿、充血、黏膜质脆,接触易出血。病检呈急性或慢性炎症,活检组织培养病毒阳性。

(2)食管双重对比钡透:可见散在多个浅表溃疡,轻微感染者的表现可能不明显。

(3)补体结合试验:3~4周后疱疹病毒补体结合试验1.64为阳性。

【治疗】

以对症为主,可给予黏膜保护剂、制酸剂,重症者可考虑用抗病毒药物。本病病程常为自限性,预后良好。

四、念珠菌性食管炎

食管真菌感染较少见,由于广泛应用抗生素和免疫抑制剂治疗,以及艾滋病发病率增加,本病有所增加。尸检发现90%淋巴瘤及白血病患者和10%霍奇金病患者伴食管或肠念珠菌感染。胃肠道真菌感染以食管受累最为常见,多为念珠菌属的类酵母真菌所致的急性念珠菌性食管炎。

【诊断】

1.临床表现

①咽下疼痛。最为常见,吞咽流质或固体食物时均可发生,亦可发生胸骨后疼痛,有时疼痛向背部放射。②咽下困难。较常见,可有食物反流及呕吐。③出血偶见,为呕血或黑便。④恶心和(或)呕吐。本病常与口腔鹅口疮并存。表现为大量圆形白斑、可扩大融合而成灰色苔膜,覆盖舌表面,亦可扩散至软腭、咽及口颊部,周围黏膜有红斑,明显充血、水肿。凡出现上消化道症状,同时又有长期服用大剂量、多种抗生素或曾有化疗病史者,应尽早内镜检查。

2.实验室检查

常可发现中性粒细胞减少。

3.特殊检查

(1)内镜检查:是确诊该病的重要手段,可见食管黏膜充血、水肿、糜烂、溃疡、触之易出血。黏膜表面有假膜或覆盖"豆腐渣"样白色斑块。可取组织进行活检和培养。若培养结果阴性,务必涂片检查有无真菌菌丝,活检组织显示有菌丝侵入上皮时,则可确定诊断。

(2)X线钡餐检查:食管黏膜纹理消失,边缘粗乱,有时呈颗粒状或结节状、锯齿状充盈缺损,表浅的龛影和管腔狭窄。部分患者亦可见食管节段性狭窄。

(3)血清学试验:①琼脂凝胶扩散和反向免疫电泳检测念珠菌抗体。②放免和酶联法检测血清中甘露聚糖抗原(念珠菌细胞壁上的多糖)。③测定已感染患者血清凝集滴度有 2/3 高于 1∶160。④已感染者血清中抗原及其抗体滴度有 1/3 迅速升高。

4.鉴别诊断

应与食管憩室、其他原因引起的食管溃疡鉴别。

【治疗】

1.一般治疗

流质饮食或软食;咽下疼痛剧烈者可适当给予止痛、解痉、镇痛剂。

2.药物治疗

(1)制霉菌素:以 50 万～100 万单位溶于 4mL 蒸馏水中,含嗽后缓慢咽下,一日 4 次,一般疗程为 1～2 周,或需延长。亦可将制霉菌素 240 万 U/日溶于 12ml 水中分 4 次使用。为增加该药的黏滞性以使药物较长时间黏附于食管壁和病变处,从而提高疗效,可加入等量 0.5～1%甲基纤维素溶液,分次吞服。

(2)酮康唑:每日 200mg 口服,10 日为一疗程。

(3)氟康唑和伊曲康唑:均为广谱抗菌药物,尤其适用于系统性念珠菌感染。两者均每日 100～200mg 口服,10～15 日为一疗程。

(4)5-氟胞嘧啶:250～500mg,每日 4 次,口服。用药过程中应观察血常规和肝功能变化,肾功能有损害者忌用或慎用。

(5)克霉唑:1g,每日 3 次,口服。

(6)双氯咪唑:是一种广谱强力抗菌药物,常用 250mg 口服,每日 3～6 次,或 200～1200mg 静脉注射,每 8 小时 1 次,3 周为 1 疗程。

（7）我国研制的两性霉素 B（庐山霉素）、球红霉素、金褐霉素（代号 R22）、土槿甲酸和大蒜素等对本病亦有较好的疗效，可选用。

五、食管 Crohn 病

Crohn 病是病因未明的胃肠道慢性肉芽肿性疾病。本病从口腔至肛门各段消化道均可累及。病变呈跳跃式或节段性分布。病变累及食管的病变可能是 Crohn 病的一部分，称之为食管 Crohn 病，亦可称之为肉芽肿性食管炎。

【诊断】

1.临床表现

当患者有食管 Crohn 病同时伴有炎症性肠病（IBD），则诊断本病可能性大。本病的主要症状为吞咽困难和疼痛，有时亦可呈自发性胸骨后疼痛。部分患者可合并皮肤湿疹、口腔、会阴部等处溃疡，关节痛等。活动期患者红细胞沉降率增快。

2.特殊检查

（1）内镜检查：可见食管黏膜水肿、充血、溃烂、浅表溃疡，以及肉芽肿等。组织活检为急性或慢性非特异性炎症。

（2）食管 X 线钡餐检查：病变初期多见于食管下段，以后逐渐向上延伸、蔓延，甚至累及整个食管。X 线显示食管黏膜呈不规则或食管腔狭窄。

本病的诊断应结合内镜、X 线和病理结果综合考虑。与易于识别的 IBD 并存时诊断较易。但当食管 Crohn 病单独存在时，需与食管真菌病、食管结核、食管结节病鉴别，后者鉴别甚为困难，而前两者可通过细菌、真菌培养及涂片染色予以鉴别。

【治疗】

早期无穿透性溃疡的患者，可先用激素治疗，但易于复发。凡激素治疗不能控制病情，且有穿透性溃疡者，应考虑手术治疗。

第四节 贲门失弛缓症

贲门失弛缓症是指吞咽食物后食管体部无蠕动，贲门括约肌弛缓不良。也是常见的食管运动功能障碍性疾病之一。本病又称贲门痉挛或巨食管症等，发病率约为 1/100 000 临床多见于 20～50 岁的青中年人，女性稍多。

一、病因与发病机制

本症的病因尚未明确，但基本缺陷是神经肌肉异常。神经解剖研究结果表明，该病是由于食管壁肌层间神经节发生变性或减少，副交感神经（迷走神经）分布缺陷。其发生与Ⅱ型人白细胞抗原 Dowi 有关，因此认为可能由于带状疱疹或麻疹病毒感染引起。

贲门失弛缓不仅局限于贲门部，而且累及整个胸内食管。开始时食管解剖学上正常，以后食管失去正常蠕动而极度扩张及贲门括约肌不能松弛，肉眼可见终末段食管狭窄，狭窄段长 1.5～5cm。此段食管外层纵行肌功能正常，而内层环形肌肥厚。由于食管正常运动功能障碍，使食物滞留于食管内刺激食管黏膜，继而发生炎症和多发性溃疡。在滞留性食管炎的基础上可以发生癌变,其发生率高达 2%～7%。

二、症状与体征

(一)吞咽困难

贲门失弛缓症最常见的症状是吞咽固体或液体食物时均有吞咽困难,症状从间歇发作进展至每餐甚至每次吞咽均出现。尤其是发病初期,情绪紧张或冷、热饮均可使症状加重。患者常在胸骨下部有食物粘住感,并可在咽喉至上腹部任何部位有此感觉。吞咽困难的发生有时可很突然,顿时无法下咽,一时不能缓解,下咽困难有时进流质反而很明显,患者可自行做不同动作,以解除吞咽困难,如大量饮水,用力咽空气或站着进食等,因吞咽困难影响进食可出现体重下降及贫血,与进食的质与量亦有关,但很少因饥饿而死亡者。

(二)反胃

常在进餐中、进餐后及卧位时发生。早期在进餐中或每次餐后反出少量刚进的食物,可使食管阻塞感改善。随着病情进展,食管容量增大,反胃次数减少。每次反流物为大量未经消化及几天前有臭味的食物。当食管扩大明显时,可容纳大量液体和食物,患者仰卧时即发生反胃,在夜间反胃时可发生阵发性咳嗽及误吸,出现肺炎、肺脓肿及支气管扩张等呼吸道并发症,老年人更易发生。

(三)疼痛

在失弛缓症早期常出现胸痛或上腹痛。测压检查发现有高振幅收缩,可能是由于食管肌发生痉挛造成。有些疼痛可因进食太快或食物卡在食管下端括约肌部时发生,对长期患病食管已扩张呈 S 状者,疼痛症状就不太明显。

三、诊断

初入胸心外科,如何正确把握本病的诊断,请抓住如下要点。

(一)病史

有本病的症状和体征,但开始时症状不明显,病情进展缓慢,可突然发生。

(二)X 线检查

1.胸部 X 线平片

有时可见扩张的食管,胃内气泡消失。有肺部炎性改变时可见肺野改变。扩张明显的食管在后前位胸片上见有纵隔影增宽或有液平面。侧位片上见有气管前移。

2.食管钡餐检查

对食管扩张明显或有大量食物残渣者,造影前应插管冲洗食管。失弛缓症的食管钡餐检查,特征为食管体部蠕动消失,吞咽时远端括约肌无松弛反应,典型表现为钡剂在食管胃接合部停留,该部管壁光滑,管腔狭窄呈鸟嘴样改变,食管体部直径可自正常至明显扩张。根据 Henderson 等的分级,失弛缓症中食管扩张的严重性可分为 3 级。1 级(轻度):食管直径<4cm;2 级(中度):食管直径 4～6cm;3 级(重度):食管直径>6cm。食管可弯曲呈 S 形,食管内充满钡剂,靠重力作用使下端括约肌开放,小量流入胃内,吸入亚硝酸异戊酯可使食管远端开放。

(三)食管镜检查

经治医师最好参与食管内镜检查,目视病变性质、程度,对术前准备亦有帮助。

　　钡餐检查后应施行食管镜检查,以除外食管器质性病变或合并癌,镜检见到食管扩张,贲门部闭合,但食管镜通过无阻力。有时可见有阻塞性食管炎的表现,如黏膜充血及增厚,黏膜溃疡及血斑,结节增生性斑块或息肉样改变。可能时将内镜通过食管远端括约肌检查胃部,以除外因胃癌出现的假性失弛缓症。食管镜检查前 3d 对食管扩张明显及有食物残渣者,应下胃管充分冲洗,改用流质饮食。扩张、弯曲的食管在镜检时有发生穿孔的危险,应予注意。

　　贲门失弛缓症患者行食管镜检查的适应证:①临床症状及 X 线检查不能确诊者;②有可疑其他食管良、恶性疾病者,特别是可疑有癌变或合并癌者;③单纯采用食管镜下扩张术者;④黑勒贲门肌切开术后诊断有反流性食管炎者。

(四)食管测压

　　检查前应做食管钡餐 X 检查及清洗食管。食管测压检查有助于失弛缓症的诊断。测压所见常很典型,尤其是食管扩张不明显需与食管痉挛相鉴别时。

　　失弛缓症的测压特征是:①食管内静息压(正常在大气压以下)高于正常,约等于胃底内压力(2.7kPa,20mmHg)。②吞咽时食管体无蠕动性收缩性反应,常可见到非蠕动性低振幅(低于 6.7kPa,50mmHg)收缩。③吞咽时食管下括约肌不松弛或松弛不良。④食管平滑肌对胆碱能药物有超过敏作用,如注射氯贝胆碱(乌拉胆碱),可使食管内压力上升。但有时出现假阳性,如远端有浸润性肿瘤的患者;在食管弥漫性痉挛病例中,有时亦同样出现阳性效果,故此项试验的价值可疑。

(五)闪烁图检查

　　应用放射性核素闪烁图检查食管,可以对食管功能不良程度进行定量检查及检查治疗的反应。方法是吞咽液体或固体放射性标记^{99m}Tc 胶体硫,进行单次或多次吞咽,吞咽开始后间歇进行伽马计数,数字储存于计算机内。从计算机资料画出清除曲线就可定出一次或多次吞咽中清除时间及清除曲线。其特征是:①吞咽第一口时,液体团通过延迟,全部有潴留;②食团在食管远端平均每隔 3s 间歇来回有摆动(正常人饮水时可在 1s 内完全通过食管。食团摆动及明显潴留是失弛缓症的特性)。

四、鉴别诊断

(一)食管弥漫性痉挛

　　该病又称非括约肌性食管痉挛,也称假憩室或节段性痉挛。为一种不明原因的原发性食管神经肌肉功能紊乱疾病之一,多见于中年人或有神经质的女性。国人较少见。有的患者无任何症状,而有症状者常为阵发性胸骨后疼痛,并放射到背、颈部,个别患者可向耳后及前臂放射,类似胆石症及心绞痛。疼痛发作与饮食无关。有些患者在疼痛发作时伴有程度不同的吞咽困难。无特殊阳性体征。食管 X 线造影显示食管中 2/3 部分呈节段性痉挛收缩,无食管扩张现象。发作时食管钡剂造影有较多的蠕动波,呈念珠状。有的食管造影又很像憩室,因此又有称其为痉挛性假憩室病。有时见真性憩室或合并食管裂孔疝和胃十二指肠溃疡存在。食管大小正常。食管镜检查食管黏膜正常,器械通过无障碍。食管测压显示食管体内有重复的同时性的收缩,下端括约肌有正常弛缓功能。治疗多采用保守治疗,但亦有主张行肌层切开(主动脉弓下缘直至胃底)的报告。

（二）贲门癌

出现假性失弛缓现象，患者有吞咽困难症状。X线检查食管体有扩张，远端括约肌不能松弛。测压食管体部无蠕动及食管远端括约肌不松弛。食管镜通过该处有困难。最常见的原因是贲门部肿瘤浸润，大多数活检可确诊，但有时需探查才能确诊。

（三）食管硬皮病

各种结缔组织疾病如系统性硬化病、系统性红斑狼疮、多发性肌炎等均能合并食管运动障碍。这些疾病一旦累及食管时，能引起食管平滑肌及纤维组织萎缩。出现食管远端一段无蠕动。食管受累先于皮肤硬皮病的出现。食管测压近端可出现正常蠕动波，而远端括约肌常呈无力，但松弛正常。在周围性神经疾病中如糖尿病及系统性硬化病患者中，亦可见到食管无蠕动件异常。

（四）精神性贲门失弛缓症

本症多见于年轻有神经质的人。症状很像贲门失弛缓症。X线检查时很少有食管扩张，亦有第三收缩波和鸟嘴状的贲门。食管镜检查常属正常。

（五）老年性食管

该病多见于老年人，老年人中食管运动功能紊乱是由于器官的退行性变在食管上的表现。与贲门失弛缓症在鉴别上有 3 点：①老年性食管多为年过 80 岁者；②缺少贲门失弛缓症的食管扩张及贲门改变；③食管腔内测压检查贲门和食管静止压不增加。

（六）迷走神经切断后吞咽困难

经胸或腹途径切断迷走神经后能发生吞咽困难。高选择性迷走神经切断术后约 75% 的患者可发生暂时性吞咽困难。大多数情况下手术后 6 周症状可以逐渐消失。X线及测压检查中，可见到食管远端括约肌不能松弛及偶然无蠕动，但很少需要扩张及外科治疗。与贲门失弛缓症鉴别主要依靠病史。

（七）食管美洲锥虫病（Chagas 病）

本病系南美洲的一种寄生虫病。这种寄生虫病常累及全身平滑肌，而引起巨食管、巨胃、巨十二指肠、巨空肠、巨结肠及巨子宫等。Chagas 病从小儿时期就开始发病，分急性及慢性阶段。慢性阶段能持续 30～40 年。急性阶段是从昆虫咬伤后，伤口感染而发病，临床上有发热、肌肉痛、食欲不振、肝脾肿大和全身水肿。寄生虫经血侵入人体后，则使全身平滑肌产生 Chagas 病。有研究认为锥虫侵犯平滑肌内释放神经毒素破坏了肠肌神经丛（Auerbach 神经丛）的神经节细胞，因此患者常在急性阶段死亡，幸存者则进入慢性阶段。Chagas 病的巨食管在临床、X线检查及食管腔内测压检查上均与贲门失弛缓症相同。在鉴别诊断上，只有在锥虫病流行区才有意义。Chagas 病除食管外，尚有其他内脏的改变。用荧光免疫及补体结合试验可确定锥虫病的感染史。

五、并发症

（一）呼吸道并发症

约在 10% 的患者中发生，儿童中更明显。因反流及呕吐发生吸入性肺炎、支气管扩张、肺脓肿及肺纤维化为最常见。吸入非结核性杆菌合并食管内潴留的油脂，可诱发慢性肺部改变，类似临床上结核病的 X 线表现。在痰中找到抗酸杆菌可能是非结核性杆菌，不要误认为结核杆菌。发生呼吸道并发症可有3种机制：①扩张的食管内容物吸入气管及支气管，特别在夜间平卧时反复小量误吸；②明显扩张及充盈的食管发生气管压迫，致排痰及呼吸困难；③并发癌肿造成食管及气管或左支气管瘘，出现严重的呼吸道症状。其中以第1项常见。治疗除采用抗炎症等支持疗法外，只有解除食管梗阻后，才能使肺部并发症好转。但如遇有长期肺部并发症，如支气管扩张、肺脓肿等而引起不可逆病变时，可在做黑勒贲门肌切开术的同时做肺切除术。

（二）食管癌

贲门失弛缓症可并发食管癌，发生率为2%～7%。肿瘤部位主要位于食管中段，其次为食管下段及上段。食管癌常发现于有失弛缓症病期较长的患者，因食物潴留发生食管炎的慢性炎症刺激因素造成。食管肌层切开或用力扩张后并不能预防癌肿的发生，有手术成功后多年仍可发生癌肿的病例。

食管癌的诊断常延误，由于临床症状常被误认为失弛缓症，待癌肿生长至较大体积发生堵塞食管扩大才注意。吞咽困难由间歇性发作变为进行性加重，反流或呕吐物中含有血液以及体重下降较为明显，个别病例可出现食管-支气管瘘。怀疑并发有食管癌的病例除钡餐X线造影外，应做食管镜检查。为了及时诊断并发症，在做食管造影或食管镜检查前应很好地冲洗食管。

贲门失弛缓症并发食管癌常因延误诊断，肿瘤已不能切除，或虽能切除，但预后不良，大多数患者因转移而死亡。在预防上有些学者提出对贲门失弛缓症早期做黑勒贲门肌切开术，减少食管黏膜的慢性刺激，有可能预防癌的发生。

（三）食管炎

因贲门失弛缓症的食管内潴留，食管镜检查可见有食管炎，造成黏膜溃疡并可发生出血，少数发生自发性食管穿孔、食管气管瘘。身体衰弱或已行抗生素治疗或周围血粒细胞减少者可合并念珠菌感染。食管镜检查可见炎性黏膜上有白斑。标本涂片及活检可以确诊，治疗首先用吸引引流、扩张，解除食管潴留，同时应用抗真菌药。

（四）其他并发症

因贲门失弛缓症的食管扩张，使管腔内张力增加而出现黏膜膨出，称膨出型膈上憩室。膈上憩室常发生于膈上5cm右后侧壁。失弛缓症并发憩室除贲门失弛缓症的症状外，因憩室内滞留食物引起憩室炎时常出现反酸，偶有呕血现象。诊断主要依靠食管造影或食管镜检查。治疗在行黑勒贲门肌切开术的同时，行憩室切除术或食管部分切除及食管-胃吻合术。

六、治疗

药物治疗的效果并不理想，对术前准备及拒绝或不适于做扩张术及外科手术者可能有一些作用。抗胆碱制剂能降低括约肌压力及改善食管排空，但临床应用效果不佳。长效硝酸盐或钙拮抗药硝苯地平（心痛定）（30～40mg/d）是内科治疗失弛缓症的两种有效药物，可降低食管下端括约肌张力解除吞咽困难。肉毒毒素（BTX）注射，也起到一定的治疗作用。目前常用BTX的A型（BTXA）。方法是在纤维食管镜下，食管胃黏膜移行处典型的齿状线结构作为判断食管下括约肌（LES）的标志，将LES分成4或5个象限，分别注射BTXA注射液，总量80～100U。亦可在超声内镜指导下，将BTXA注射液准确地注入LES内。BTXA作用于运动神经末梢肌肉接头处,抑制乙酰胆碱的释放,阻断神经冲动传递,导致肌肉松弛和麻痹。

(一)扩张治疗

20 世纪 40 年代就应用扩张食管远端括约肌的方法治疗失弛缓症。50 年代以后逐渐用手术方法代替,为长期缓解症状,需强行扩张括约肌,现在常用的有机械、静水囊、气囊及钡囊等方法。

扩张前晚起患者禁饮食,食管内食物残渣应予吸引清除或冲洗清洁,有可能时在食管镜检查后立即进行扩张,所有扩张均在 X 线透视下监测。

1.器械性扩张器扩张

(1)金属扩张器(Starck 扩张器):由 Starck 制作的扩张器,有可扩张的金属臂,用手法控制。因扩张程度不易控制及屈曲扩张的食管不易进入,现已较少应用。

(2)静水囊扩张器:由 Plummer 制作的静水囊扩张器及由 Negus 改良 Plummer 的静水囊扩张器。其扩张是将双层扩张袋置于食管下端括约肌的中点,压力可至 53.9～63.7kPa(404～477mmHg)。

(3)气囊扩张器:气囊扩张时充气至压力 40～80kPa(300～600mmHg)。

(4)钡囊扩张器:用 25%～30%钡剂,使食管胃交界部扩张至 4cm 左右。

(5)其他扩张器:如水银囊扩张器、柔性扩张器,应用纤维食管镜进行扩张或经金属食管镜利用塑料探条扩张,还有一些带引导丝的扩张器,其类型大致相似。

2.加压扩张的并发症

(1)疼痛:约 5%的患者发生胸骨下持续疼痛。疼痛向背、肩或两臂放射,常可自行消失,为除外食管穿孔,患者应留院观察,禁饮食。

(2)食管穿孔:约有 3%患者扩张术后 30～60min 内疼痛不减轻或症状恶化,应怀疑有穿孔的可能。左胸剧痛、气短,皮下气肿及液气胸为食管穿孔特征。经吞服碘剂确诊后,应缝合穿孔及在食管对侧行肌层切开术。根据穿孔情况同时行胃造口术,以利术后连续吸引保持食管排空。术后第 5～6d 用水溶性对比剂进行 X 线食管检查,穿孔愈合后,停止吸引,经口进流质。亦可发生亚临床穿孔,出现纵隔脓肿,需手术引流。由于加压扩张后发现食管穿孔大都较晚,对可疑病例在强力扩张术后,用水溶性对比剂进行检查,排除穿孔。

(3)出血:发生大出血者少见。表现为呕血或黑粪,患者应留院监测直至出血停止。

(4)胃食管反流:多次扩张后,小部分患者发生症状性胃食管反流,出现食管炎症状。可施行抬高床头,服抗酸药及 H_2 受体阻滞剂。出现贲门失弛缓症复发或保守治疗失败,则需手术治疗。

(二)手术治疗

在贲门失弛缓症的治疗中占有十分重要的地位,那么如何保证术后疗效和减少术后并发症?如何不断提高术后长期有效率?需重点注意哪些环节?

食管肌层切开术或同时施行抗反流措施是治疗失弛缓症的标准手术方法。

Heller 第 1 次施行食管前后壁纵行食管贲门黏膜外肌层切开。Zaaijer 将 Heller 经腹行食管贲门前后壁双切口的肌层切开方法,改为经胸食管贲门前壁单切口肌层切开,亦取得同样效果。现在均采用此改良手术方法。

1.手术方法

食管贲门黏膜外肌层切开术的改良术式即黑勒贲门肌切开术,现在除此手术外,其他手术方法已极少应用。

因为此手术后常有胃食管反流、食管炎及其他并发症,现已有一些改进方法,包括食管肌层切开及膈肌瓣成形术,食管肌层切开术合并 Nissen 或 Belsey 抗反流手术,或合并 Thal 胃底成形术。

2.术前准备

有营养不良者术前应予纠正。可经中心静脉插管胃肠外营养支持或经内科治疗(亚硝酸异戊酯或硝苯地平等),或经扩张术使其经口进流质。有肺部并发症者予以适当治疗,如停止经口进食,促进食管排空,肺部理疗及应用抗生素。由于食物潴留于食管,食管有不同程度的炎症,所以手术前要清洗食管 2～3d,清洗后注入抗生素溶液,麻醉前重复一次,清除隔夜积潴的分泌物并留置胃管进手术室。术前用药不给丸剂或片剂。

3.适应证

(1)重症失弛缓症,食管扩张及屈曲明显,扩张器置入有困难并有危险者。

(2)合并有其他病理改变,如膈上憩室、裂孔疝或怀疑癌肿。

(3)扩张治疗失败,或曾穿孔,或黏膜损失,或导致胃食管反流并发生食管炎。

(4)症状严重而不愿做食管扩张者,亦可施行手术以改善症状。

(5)以往在胃食管结合部做过手术。

4.禁忌证

(1)心肺功能有严重障碍者。

(2)营养状态低下,血红蛋白<60g/L。

5.手术操作要点

可经胸部或腹部途径行食管肌层切开术,同时施行抗反流手术。一般认为经胸途径较好,但在老年及体弱患者可经腹部途径,认为危险性较小及操作时间较短。如需同时施行其他手术,如切除膈上憩室或修补裂孔疝或同时做抗反流手术者,应经胸部途径。

(1)经胸食管贲门肌层切开术:

①麻醉:全身麻醉,气管内插管。

②切口:左胸后外侧切口,自第 7 肋间或第 8 肋床进胸。

③游离食管:将肺向前牵开,切断下肺韧带直至下肺静脉,纵行切开食管下端纵隔胸膜显露食管,绕以纱带向外上方牵引,将食管胃接合部一小段拉入胸内。除非要做抗反流手术,否则不切断食管的裂孔附着部。如不能将食管胃接合部拉进胸内,可在裂孔前壁做 2.5～5cm 短切口,以显露贲门及胃,之后此切口应以丝线间断缝合修补,需注意不要损伤附贴于食管前、后壁的迷走神经。

④切开食管肌层:左手握食管,拇指向前,用圆刃刀片于食管前壁小心做一切口。用钝头直角钳分离外层纵形肌,继续切开,小心游离,深达黏膜下层,用钝头剪延长肌层切口,近端至下肺静脉水平,远端在食管胃结合部至胃壁上 1cm。将切开肌缘向两侧游离至食管周径 1/2～2/3,使整个切口长度有黏膜膨出。仔细分离肌层尤其是要切断环行肌,止血不可用电凝或

缝扎,应用手指压迫止血。

⑤检查黏膜的完整性:嘱麻醉师将预置于食管腔内的鼻胃管提至肌层切开水平,以纱带提紧闭塞近端管腔,经胃管注空气或挤压胃体观察有无漏气、漏液,有破损处黏膜应予细丝线缝合修补。

⑥安放胸腔引流管,逐层缝合胸壁。

⑦改良式:原黑勒贲门肌切开术黏膜膨出部不予覆盖,亦可利用膈肌瓣覆盖。将食管邻近膈切开成舌状瓣,再将此带蒂膈肌瓣向上转移缝于两侧切缘上。

(2)经腹食管贲门肌层切开术:

①切口:剑突至脐正中切口或左正中旁切口。

②游离食管:探查腹腔后暴露食管胃结合部。将左肝叶向右下方牵引,切断三角韧带并切断膈至食管胃结合部的腹膜返折。手指钝性游离食管周围,在食管远端绕一纱带暴露食管胃结合部狭窄处,勿损伤迷走神经,但有时需切断迷走神经才能将食管拉下。

③食管贲门肌层切开及检查黏膜的完整性,步骤同经胸途径。

④关闭腹腔不置引流管。

6.术后处理

术中未发生黏膜破裂者,术后24h可停止胃肠减压,48h拔除胃管,先少量饮水后逐渐恢复流质饮食,术后第10d可进半流质饮食。若术中黏膜穿孔行修补者,术后禁食延长至第7d。

7.术后并发症

(1)食管黏膜穿孔:是食管肌层切开术后最严重的并发症,原因是术中未曾注意到有黏膜穿孔或缝合后又发生的穿孔,可致脓胸。若术后能早期确诊,发现于12h以内者,可再次手术修补,否则行闭式胸膜腔引流,小瘘口禁经口进食,用胃肠外营养支持等待自愈。瘘口较大、持续1个月以上者,常需手术修补或食管重建。

(2)胃食管反流及反流性食管炎:食管肌层切开术后胃食管反流的发生率很难确定,各家报道并不一致。有报道X线片上反流发生率可达30%～50%,但不一定发生反流性食管炎。术后发生反流性食管炎,出现轻重不同的胸骨后疼痛及上腹部烧灼感,内科治疗可使症状缓解。已发生狭窄者治疗需切除狭窄部分后施行食管胃吻合术及胃底折叠术。预防措施应在肌层切开术后施行抗反流手术。

(3)食管裂孔疝:黑勒贲门肌切开术后发生裂孔疝者占5%～10%,原因系裂孔结构及其支持组织遭到破坏所致。常为滑动疝并伴有胃食管反流,食管旁疝可造成狭窄。若在肌层切开时裂孔附着部不予切断或在重建贲门同时施行抗反流手术,术后发生率可以减少。滑动疝确诊后予以手术修补,有嵌顿疝可疑时,立即开胸探查。

术中因探查腹部或便于施行肌层切开术,而在膈上曾行切口,术后可能裂开造成膈疝。

(4)症状不缓解:约有6%的病例食管肌层切开术后持续有症状,其原因常是肌层切开不完全或切开太短所致。可用F45～F50探条做扩张治疗。同时曾行抗反流手术后出现下咽缓慢者,可能系缝合太紧之故,可予扩张治疗。若术后经一无症状期又发生症状,其原因可能为:肌层切口愈合;有扩张明显及屈曲的食管存在;胃食管反流造成狭窄;食管或胃近端发生癌肿,应考虑外科治疗。手术方式的选择决定于患者的全身情况、治疗失败的原因及术中发现。所有患者术前应做食管切除及用结肠再造的准备。若原施行的切口不充分或已愈合,可予以延长切口或再行新的肌层切开术,这类病例 75% 效果良好。

8.疗效评价

根据患者自觉症状分为 4 级。①优秀:无症状,体重上升,恢复正常活动;②良好:进步明显,偶有吞咽困难,无反流;③好转:有进步,偶有吞咽困难及反流;④恶化:无进步,甚至出现新症状。

食管肌层切开术的长期有效率(优秀及良好)占患者的 85%～90%,手术死亡率 0%～0.3%,并发症发生率约为 3%,反流造成消化性狭窄的发生率约为 5%。扩张后约有 65% 的患者取得长期满意的效果,如复发后再治疗死亡率为 0.2%,穿孔率约为 3%。

第五节　食管异物

系常见的内科急诊,多因误食异物所致,亦可因医源性因素所致。多数异物经食管进入消化道而无任何临床症状,少数异物停留在食管的三个生理狭窄处(环咽部、主动脉弓及左总支气管的食管压迫和膈食裂孔)和颈胸交界处。若上述异物为损伤性异物,并卡塞于食管内,可产生食管壁程度各异的损害。可引起黏膜充血水肿糜烂,甚至发生溃疡、出血和穿孔,异物穿破纵隔、胸膜常引起气胸或严重的感染。

【诊断】

1.临床表现

典型症状为胸骨后疼痛和吞咽困难。临床症状轻重不一,与异物是否为损伤性、大小和损伤食管的程度有关。小儿患者常伴有呼吸道症状和涎液增多,系因异物在食管上端刺激气管、食管卡塞后分泌物和涎液逆流入气管或并食管气管瘘。

本病最常见的并发症为损伤性食管炎和食管穿孔。亦可引起颈深部脓肿、肺脓肿、脓胸和纵隔脓肿等,少数患者因穿破大血管造成大出血,极少数患者可出现窒息死亡。

2.特殊检查

(1)放射线检查:食管碘油造影或钡餐检查可明确异物在食管的部位、大致形态和有无并发症。

(2)CT 检查:可更清楚显示异物具体情况,了解其和主动脉的关系,以及纵隔、胸腔情况。

(3)内镜检查:对急诊食管异物可行急诊内镜检查,条件允许时,可行内镜下异物摘出术。

【治疗】

1.药物治疗

损伤性食管异物可引起食管感染,可经静脉途径给予抗生素。

2.内镜取异物术

凡异物未刺入食管壁内者均可成功取出,对食管周围脓肿可扩大引流口,有助于内引流或施行脓腔内置管引流。

3.手术治疗

异物形态特殊、刺入食管壁内、内镜无法取出者或疑有食管穿孔、纵隔或胸腔出现严重并发症者,应急诊手术治疗。

第六节　食管裂孔疝

食管裂孔疝系指部分胃囊经正常横膈上的食管裂孔凸入胸腔,其发病率随年龄增加而增高。

【诊断】

1.临床表现

(1)咽下困难及疼痛:多见于食管炎糜烂或溃疡及伴食管痉挛患者,开始为间歇性,进过热、过冷食物时发作。

(2)反胃和胸骨后烧灼感:主要由胃内容物反流引起反流性食管炎所致,多见于滑动型。剑突下或胸骨后烧灼样疼痛在半卧位、站立或呕吐食物后减轻。饱餐、弯腰、下蹲、咳嗽等症状加重。反胃亦较常见,有时可吐出未消化的食物。

(3)其他:可有慢性少量出血,可致缺铁性贫血。合并疝扭转、嵌顿可引起大出血。其他症状如贲门部疝入食管裂孔可反射性地引起咽部异物感,巨大裂孔疝嵌顿可压迫心、肺、纵隔,产生气急、咳嗽、发绀和心悸等症状。

多数滑动性食管裂孔疝症状轻微,易被忽视。对年龄较大、体型肥胖、有胃食管反流症状者应想到本病,疝到胸内胃能直接压迫心脏,有时酷似心绞痛,易误诊。症状卧位时加重,立位时减轻或消失者对本病有提示性。值得注意的是呕吐时,腹壁强力收缩和食管缩短,贲门部经裂孔移至膈上属正常情况,如内镜检查时因患者出现恶心、干呕引起的贲门部上移不应诊断本病。最后确诊需依赖 X 线或内镜检查。

2.特殊检查

(1)食管胃 X 线钡餐检查:确诊主要靠钡餐 X 线检查,对于可复性裂孔疝(特别是轻度者),一次检查阴性也不能排除本病,临床上高度可疑者应重复检查。采取特殊体位(头低足高位)的加压法,滑动性疝可见膈上胃囊征,食管胃环征和疝囊内出现胃黏膜皱襞影。小的食管旁疝可见胃底通过食管裂孔,在食管左侧脱入胸腔内,巨大的食管裂孔疝在胸透或胸部平片中,可在心脏左后方见到含气的囊腔,吞钡检查直接征象为疝囊内有胃黏膜影,膈上食管胃环、食管下端括约肌升高。间接征象为膈食管裂孔增宽>2cm,钡剂反流入膈上囊>4cm,食管胃角变钝,膈上 3cm 以上出现功能性收缩环。

(2)内镜检查:贲门松弛、增宽、食管齿状线上移;当患者有恶心或呃逆反应时,胃镜下可见橘红色胃黏膜突入食管;合并反流性食管炎时,可见食管贲门充血水肿、出血糜烂、溃疡及瘢痕性狭窄。

3.鉴别诊断

应与胃炎、消化性溃疡、胆道疾患、上消化道肿瘤、心绞痛、心肌梗死及胃肠或咽喉神经官能症等鉴别。出现咽下困难时,应与食管癌做出鉴别。

【治疗】

1.一般治疗

①详细向患者解释病情,消除疑虑。有焦虑或精神紧张者可适当应用镇静剂。②避免有刺激性的食物,少食多餐,缓慢进食。餐后或夜间平卧时取头高足低位,睡前不宜进食。平常应避免增加腹内压的因素,如弯腰或便秘等。③忌用抗胆碱能药物,因可降低食管下端括约肌的张力,促进胃食管反流,延缓胃的排空作用。

2.药物治疗

H_2 受体拮抗药和质子泵阻滞剂对本病缓解症状有一定的疗效,亦可选用增强黏膜防御力的药物,如 DeNol 或果胶铋等,或试用促动力剂。

3.外科治疗

手术治疗可纠正裂孔疝的解剖缺陷,但术后易发生食管胃连接部功能障碍,手术复发率亦高,一般多数患者应采取内科治疗。手术指征:①疝囊扭转或绞窄造成急腹症者。②疝囊较大,且反复出现疝嵌顿,并引起压迫症状者。③严重食管炎、反复出血、溃疡及狭窄。手术目的为加强 LEs 张力和防止反流,修复扩大的食管裂孔,处理疝囊。

【预后】

多数患者采取内科治疗,可取得较好的疗效。

第二章　胃及十二指肠疾病

第一节　胃肿瘤

一、胃癌的诊疗

胃癌在癌症死亡中高居第 2 位,全球每年有超 93 万新发的胃癌病例,2002 年中国、日本和韩国报道的胃癌新发病例超过 50 万,几乎占当年全世界新发病数的 2/3。因此,对许多国家尤其是亚洲国家而言,胃癌成为严峻的卫生和社会经济负担。大多数胃癌患者得到明确诊断时已处于中晚期,其中约 60% 患者失去手术机会,即使能够手术,行扩大根治术后 5 年的生存率<40%,总体复发率为 50%～70%。虽然随着化疗药物的开发、化疗方案不断改进及新辅助化疗、术中化疗的开展,晚期胃癌的治疗有很大进展,但行辅助化疗预后仍然很差,中位生存期(MST)仅 6～9 个月。而早期胃癌如能及时发现和得到有效的治疗,预后明显优于进展期胃癌,早期胃癌术后 5 年的生存率在 90% 以上,总体复发率在 1.5%～13.7%,复发时间为术后 1～20 年,复发病死率为 2%～4%。因此,早期胃癌的治疗非常关键。我国早期胃癌的诊断率仅 10% 左右。胃癌的发病率和病死率均居我国癌症首位,年平均病死率为 25.53/10 万,好发年龄在 50 岁以上,男女发病率之比为 2:1。近些年来,我国的胃癌诊疗水平有所提高,但发展不平衡,除少数重点研究胃癌的单位外,总体水平低于国际先进水平。

【病因】

胃癌的确切病因不十分明确,据现有资料与下列因素有关。

1.地域环境及饮食生活因素

胃癌的发病有明显的地域性差别,发病率在 30/10 万以上的国家有日本、俄罗斯、南非、智利等,而北美、西欧、印度则发病率低;在我国的西北与东部沿海地区胃癌的发病率比南方地区明显为高。长期食用熏烤、盐腌制食品的人群,胃远端癌的发病率高,与食品中亚硝酸盐、真菌毒素、多环芳烃化合物等致癌物或前致癌物含量高有关;与食物中缺乏新鲜蔬菜与水果也有一定关系。吸烟的胃癌发病危险比不吸烟者高 50%。

2.幽门螺杆菌(Hp)感染

幽门螺杆菌感染也是引发胃癌的主要因素之一。我国胃癌高发区成人 Hp 感染率在 60% 以上,比低发区 13%～30% 的 Hp 感染率明显要高。幽门螺杆菌能促使硝酸盐转化为亚硝酸盐及亚硝胺而致癌;Hp 感染引起胃黏膜炎症并通过加速黏膜上皮细胞的过度增殖,导致畸变致癌;幽门螺杆菌的毒性产物 CagA、VacA 可能具有促癌作用,胃癌病人中抗 CagA 抗体检出率较一般人明显为高。控制 Hp 感染在胃癌防治中的作用已经受到高度重视。

3.癌前病变

胃的癌前条件是指一些使胃癌发病危险性增高的良性胃疾病和病理改变。易发生胃癌的胃疾病包括胃息肉、慢性萎缩性胃炎及部分切除后的残胃,这些病变都可能伴有不同程度的慢性炎症过程、胃黏膜肠上皮化生或非典型增生,时间长久有可能转变为癌。胃息肉可分为炎性息肉、增生性息肉和腺瘤,前两者恶变可能性小,胃腺瘤的癌变率 10%～20%,直径超过 2cm 时癌变机会加大。癌前病变系指容易发生癌变的胃黏膜病理组织学改变,本身尚不具备恶性特征,是从良性上皮组织转变成癌过程中的交界性病理变化。胃黏膜上皮的异型增生属于癌前病变,根据细胞的异型程度,可分为轻、中、重三度,重度异型增生与分化较好的早期胃癌有时很难区分。

4.遗传和基因

遗传与分子生物学研究表明,胃癌病人有血缘关系的亲属其胃癌发病率较对照组高 4 倍。许多证据表明胃癌的发生与抑癌基因 p53、APC、DCC 杂合性丢失和突变有关,分子生物学研究显示胃癌组织中癌基因 c-myc、k-ras 有明显扩增和过度表达;而胃癌的侵袭性和转移则与 CD44v 基因的异常表达密切相关。目前资料表明胃癌的癌变是一个多因素、多步骤、多阶段发展过程,涉及癌基因、抑癌基因、凋亡相关基因与转移相关基因等的改变,而基因改变的形式也是多种多样的。

【病理】

1.大体分型

①早期胃癌(EGC):胃癌仅限于黏膜或黏膜下层者,不论病灶大小或者有无淋巴结转移,均为早期胃癌。②进展期胃癌:胃癌组织超出黏膜下层侵入胃壁肌层为中期胃癌;病变达浆膜下层或是超出浆膜向外浸润至邻近脏器或有转移为晚期胃癌。

中、晚期胃癌统称进展期胃癌,按照国际上采用 Borrmann 分型法分四型。Ⅰ型(结节性):为边界清楚突入胃腔的块状癌灶;Ⅱ型(溃疡局限型):为边界清楚并略隆起的溃疡状癌灶;Ⅲ型(溃疡浸润型):为边界模糊不清的浸润性溃疡状癌灶;Ⅳ型(弥漫浸润型):癌肿沿胃壁各层全周性浸润生长导致边界不清。若全胃受累胃腔缩窄、胃壁僵硬如革囊状称皮革胃,几乎都是低分化腺癌或印戒细胞癌引起,恶性程度极高。

2.组织学分型

世界卫生组织 1979 年提出的国际分类法,将胃癌组织学分为常见的普通型与少见的特殊型。普通型有乳头状腺癌、管状腺癌、低分化腺癌、黏液腺癌、印戒细胞癌。特殊类型主要有腺鳞癌、鳞状细胞癌、类癌、未分化癌等。

【扩散与转移】

1.淋巴转移

是胃癌的主要转移途径,进展期胃癌的淋巴结转移率高达 70%左右,早期胃癌也可有淋巴结转移。胃癌的淋巴结转移率和癌灶的浸润深度呈正相关。引流胃的区域淋巴结有 16 组,依据它们距胃的距离可分为 3 站。胃癌由原发部位经淋巴结网向第 1 站胃周淋巴结转移,继之癌细胞随支配胃的血管,沿血管周围淋巴结向心性转移至第 2 站,并可向更远的第 3 站淋巴结转移。胃癌的淋巴结转移通常是循序渐进,但也可发生跳跃式淋巴结转移,即第 1 站无转移而第 2 站有转移。终末期胃癌可经胸导管向左锁骨上淋巴结转移,或经肝圆韧带转移至脐部。

2.直接浸润

贲门胃底癌易侵及食管下端,胃窦癌可向十二指肠浸润。分化差的浸润性生长的胃癌突破浆膜后,易扩散至网膜、结肠、肝、脾、胰腺等邻近器官。当胃癌组织侵及黏膜下层后,可沿组织间隙与淋巴网蔓延,扩展距离可达癌灶外 6cm,向十二指肠浸润常在距幽门 3cm 范围以内。

3.血行转移

发生在胃癌晚期,癌细胞进入肝门静脉或体循环向身体其他部分播散,形成转移灶。常见转移的器官有肝、肺、胰、骨骼等处,以肝转移为多。

4.腹膜种植转移

当胃癌组织浸润至浆膜外后,肿瘤细胞脱落并种植在腹膜和脏器上,形成转移结节。直肠前凹的转移癌在直肠指检可以发现。女性病人胃癌可形成卵巢转移种植,称 Krukenberg 瘤。癌细胞腹膜广泛播散时,可出现大量癌性腹水。

【诊断】

早期诊断和根治性治疗是胃癌取得良好预后的唯一途径。胃镜的应用和普及可使早期胃癌获得诊断和手术治疗的机会,5 年生存率可达 90%以上。由于早期胃癌无特异性症状,病人的就诊率低,加上缺乏有效便利的普查筛选手段,目前国内早期胃癌占胃癌住院病人比例还不到 10%。目前常用的胃癌检查手段归纳如下。

1.症状与体征

早期胃癌多数病人无明显症状,少数人有恶心、呕吐或是类似溃疡病的上消化道症状,无特异性,因此早期胃癌诊断率低。疼痛与体重减轻是进展期胃癌最常见的临床症状。病人常有较为明确的上消化道症状,如上腹不适、进食后饱胀,随着病情进展上腹疼痛加重,食欲缺乏、乏力、消瘦,部分病人有恶心、呕吐。另外,根据肿瘤的部位不同,也有其特殊表现。贲门胃底癌可有胸骨后疼痛和进行性吞咽困难;幽门附近的胃癌有幽门梗阻的表现;肿瘤破坏血管后可有呕血、黑粪等消化道出血症状。腹部持续疼痛常提示肿瘤扩展超出胃壁。大约有 10%的病人有胃癌扩散的症状和体征,比如锁骨上淋巴结肿大、腹水、黄疸、腹部包块、直肠前凹扪及肿块等。晚期胃癌病人常可出现贫血、消瘦、营养不良甚至恶病质等表现。

2.内镜检查

内镜检查是发现早期胃癌最有效的方法,为首选方法。直接观察病变的部位和范围,并可获取病变组织做病理学检查,是诊断胃癌的有效方法。而近年来新发展的内镜技术明显提高了诊断水平。

(1)超声内镜(EUS)目前在国外已成为术前胃癌分级的标准诊断手段,它具有内镜和超声的双重功能,扩展了内镜的诊断范围。内镜超声探头因紧贴被测胃组织,用不含气体的蒸馏水作为介质,配合高频探头,因此所得图像清晰,能较好显示肿瘤浸润深度、播散位置、与周围组织的浸润与粘连程度、淋巴结转移等,容易探及消化道旁>5mm 的淋巴结,并在实时超声中与血管可靠地鉴别,并可测量肿瘤边缘至血管的距离。超声内镜能清晰地显示胃肠壁的 5 层结构,层次结构的改变是 EUS 下 T 分期的依据。鉴别早期胃癌和进展期胃癌的准确率可达90%,判断癌肿对各层累及的正确率可达 70%~80%。EUS 引导下细针抽吸活检可获得组织进行病理检查。据谭诗云报道,胃癌的病理活检准确率为94%,加胃镜准确率为100%。对胃癌侵犯深度判断准确率为81%,淋巴结转移准确率为73%。若与腹腔镜联合,可克服不能发现远隔转移这一缺点,还可利用腹腔镜超声检查探测第2站甚至第3站淋巴结,大大提高术前胃癌分期。但检查约有11%的病例因肿瘤周围炎症而发生分级偏高,又因未发现癌的微小浸润或浸润较深而分级偏低者约占4%。淋巴结转移检出率有一定的局限性。

(2)荧光素电子内镜能发现在常规内镜下无法查出的极早期胃癌。

(3)红外线电视内镜可检查胃黏膜下血管,为胃黏膜下浸润提供有价值的信息。

另外,黏膜染色在早期胃癌诊断方面正日益受到人们的重视。亚甲蓝染色的基本原理是在正常黏膜以及覆盖有正常黏膜的病灶区域不着色,若黏膜上皮缺损致病灶暴露(如良性糜烂、表浅癌灶)染蓝紫色,溃疡面白苔或厚的癌灶染色呈蓝色。癌灶区的亚甲蓝染色较深,这与国内文献报道基本一致。胃黏膜损伤后的亚甲蓝染色,可以更清晰地显示隆起病灶的表面形状其始部形态、凹陷或平坦病灶,也能更清晰地看到溃疡边缘的黏膜形态,这不仅有助于肉眼鉴别良性与恶性,还可以使病理活检取材定位更为准确。

3.螺旋CT与正电子发射成像(PET)检查

多排螺旋CT扫描结合三维立体重建和模拟内腔镜技术,是一种新型无创检查手段,有助于胃癌的诊断和术前临床分期。术前CT检查能同时发现肝、胰、脾等实质性器官的转移灶及腹腔内其他病变,可使术前有所准备,便于术中做相应处理。利用胃癌组织对于^{18}F-2-D-葡萄糖(FDG)的亲和性,采用正电子发射成像技术(PET)可以判断淋巴结与远处转移病灶情况,准确性较高。

4.通过X线钡剂检查

数字化X线胃肠造影技术的应用,使得影像分辨率和清晰度大为提高。目前仍为诊断胃癌的常用方法。常采用气钡双重造影,通过黏膜相和充盈相的观察做出诊断。早期胃癌的主要改变为黏膜相异常,进展期胃癌的形态与胃癌大体分型基本一致。

5.超声

在胃癌的诊断中,腹部超声主要用于观察胃的邻近脏器(特别是肝、胰)受浸润及淋巴结转移的情况。

【治疗】

胃癌的治疗主要分为手术治疗、化学治疗以及其他治疗

1.手术治疗

外科手术是早期胃癌的主要治疗方法。

(1)手术原则:手术的主要目的是达到切缘阴性的完全切除(R_0切除),然而只有50%的患者能够在首次手术时获得R_0切除。R_1指显微镜下肿瘤残留(切缘阳性);R_2是指有肉眼肿瘤残留(切缘阳性)但无远处病灶。远端胃癌首选胃次全切除。这种手术治疗结局与全胃切除术相似,但并发症显著减少。近端胃切除术和全胃切除术均适用于近端胃癌,但术后通常发生营养障碍。手术前应使用CT进行临床分期以评估病变范围。推荐用于近、远端切缘距肿瘤组织4cm或以上,我国则推荐5cm或以上。NCCN指南推荐对$T_{1b}\sim T_3$肿瘤进行远端胃切除、胃次全切除或全胃切除。应尽量避免进行常规或预防性脾切除。在一项随机临床研究中,

接受全胃切除术联合脾切除术的患者其术后死亡率和并发症发生率略有升高,生存临界获益但未达统计学差异。对于进行全胃切除术的近端胃癌患者,这项研究结果不支持通过预防性脾切除来去除肉眼阴性的脾周淋巴结。

(2)淋巴结清扫范围:D_0切除指第1站未全部清除者。D_1切除是指将受累的近端胃、远端胃或全胃切除(远端或全胃切除),并包括大、小网膜淋巴结,D_2切除还要求切除网膜囊与横结肠系膜前叶,同时要彻底清扫相应的动脉旁淋巴结,D_2切除需要手术者接受过相当程度的训练并拥有相应的专业技能。在东亚,胃切除术联合D_2淋巴结清扫术是可根治性胃癌的标准治疗方法,日本研究者经常强调淋巴结扩大清扫(D_2或更大范围)的价值;然而,西方研究者发现,淋巴结扩大清扫与D_1切除相比并没有生存优势。

(3)适应证:①经胃镜和钡剂检查后确诊为胃癌者。②临床检查锁骨上无肿大淋巴结,无腹水征,直肠指诊直肠膀胱(子宫)窝未触及肿物者。③无严重心、肺、肝、肾功能不全,血清蛋白在3.5g/L以上者。④术前CT检查无肝或肺部等远处转移者。⑤剖腹手术探查未发现肝转移,无腹膜弥漫性种植转移,肿瘤未侵犯及胰腺、肠系膜上动脉,无腹主动脉旁淋巴结转移者。

(4)术后注意:①围术期营养支持,围术期合理的营养支持可有效地改善胃癌患者的营养状况,提高机体免疫力,降低手术后并发症的发生率和病死率,提高患者的生活质量,直接改善预后。胃癌患者营养支持方式分为肠内营养(EN)和肠外营养(PN)支持两种。目前认为,只要患者胃肠道功能完整或只有部分胃肠功能,能源物质供给的最佳途径是胃肠道。从而避免了传统的持久的PN给患者带来严重的并发症,如脂肪肝、高血糖、高血脂、代谢性疾病和感染。EN能维护肠道屏障功能,增加肝门静脉血流量,且合乎生理,促进胃肠功能的恢复。胃肠道对食物的机械与化学刺激存在整体调节机制,在喂养开始数分钟整个肠道的血流量明显增加,可促进肠道蠕动及黏膜生长,使肠道功能快速恢复。EN可提供给肠黏膜免疫细胞足够的营养基质,有助于维持肠黏膜免疫功能和全身免疫功能。早期EN可能经此途径提高机体免疫力。胃癌行全胃切除术后早期给予肠内营养,能明显改善患者的营养状态,促进肠道功能恢复,提高机体免疫力,较肠外营养更经济、安全,是一种值得推荐的临床营养支持方法。②主要并发症,吻合口瘘、切口感染、腹腔内残留感染为胃癌根治术常见并发症。

2.内镜下黏膜切除术

内镜下黏膜切除术是胃癌微创手术的巨大进步,已用于治疗早期胃癌。内镜下黏膜切除术治疗早期胃癌的大部分经验来自胃癌发病率较高并能进行有效筛查的国家。内镜下黏膜切除术的适应证包括肿瘤组织分化良好或中度分化,<30mm,无溃疡,并且无浸润证据。由于缺乏长期的随访和生存数据,因此不建议在临床试验以外常规使用内镜技术,其应用也应仅限于在具有丰富经验的医学中心进行。在采用内镜下切除或局部胃切除(楔形切除)时,选择合适的患者尤为重要。早期胃癌发生淋巴结转移的可能性与肿瘤因素相关,并随肿瘤体积增大、侵犯黏膜下层、肿瘤分化不良和淋巴管及血管浸润而增加,应根据淋巴结转移的风险选择手术方式。内镜黏膜下剥离术是在内镜下黏膜切除术基础上发展而来的一种技术,在侵犯黏膜层和部分侵犯黏膜下层的早期胃癌中应用逐渐增多。术前准确分期和术后精确的病理检查至关重要。

3.腹腔镜切除术

腹腔镜切除术是新近出现的一种外科手术方法,对于胃癌患者,它比其他开腹手术有更多重要的优势,如术中出血少,术后疼痛轻,恢复快,肠道功能恢复早以及患者住院时间缩短。进一步确定腹腔镜切除术在胃癌治疗中的地位尚需更大规模的随机临床研究。

4.化疗治疗

用于根治性手术的术前、术中和术后,延长生存期。晚期胃癌病人采用适量化疗,能减缓肿瘤的发展速度,改善症状,有一定的近期效果。早期胃癌根治术后原则上不必辅助化疗,有下列情况者应行辅助化疗:①病理类型恶性程度高,癌灶面积＞5cm²;②多发癌灶;③年龄＜40岁。

(1)新辅助化疗:自从引入新辅助化疗的理念后,其中一部分患者的预后得到了改善。新辅助化疗有几项优点。首先,新辅助化疗被认为对晚期 T 和 N 分期的患者有效,因为这有可能使肿瘤降级、提高切除率。其次,局部晚期胃癌患者可能有远处的微小转移,若首先采用外科手术策略,往往有几周的时间使转移灶得不到及时处理从而影响术后治疗,术前化疗可改善这种状况。最后,新辅助化疗可能改善患者化疗耐受性。因为术后辅助化疗往往因为术后消耗及并发症等导致不良反应重或不能完成化疗。另外,新辅助化疗可以判断患者对药物的反应性,从而有利于术后治疗方案的选择。Cunningham 等在 2005 年 ASCO 报道了 MAGIC 试验结果并于 2006 年在《新英格兰医学杂志》发表,试验是设计严格的Ⅲ期随机、对照临床研究,由英国医学研究委员会主持进行。503 例患者随机分为两组,一组进行围术期化疗[ECF(表柔比星、顺铂和氟尿嘧啶)术前和术后化疗]和手术,另一组单用手术治疗。每组患者中,74%为胃癌,14%为低位食管癌,11%为胃食管结合部癌。围术期化疗组中 T₁ 和 T₂ 期患者比例较高,为 51.7%,而单独手术组为 36.8%。围术期化疗组患者的 5 年生存率为 36%,单独手术组为 23%。以 ECF 方案进行围术期化疗可以显著改善可切除的胃癌和低位食管腺癌患者的无进展生存和总生存。这项研究奠定了围术期化疗在可切除胃癌患者中的标准治疗地位,表明了新辅助化疗在胃癌治疗中的地位。新辅助化疗目的在于提高切除率,力求根治,因此在化疗方案上多采用两药或三药联合,剂量强度应足够。目前各种方案的新辅助化疗的临床试验正在不断进行,我们期待更理想的结果。

(2)术后化疗:对于术前进行了新辅助化疗的患者,术后推荐按照 MAGIC 研究流程仍然进行 3 个周期辅助化疗。但对于术前未接受 ECF 或其改良方案新辅助化疗的患者,术后是否应该接受辅助化疗,则长期存在争议。2008 年公布了两项荟萃分析,纳入的临床随机试验以及病例数分别为 15 项、3212 例和 23 项、4919 例。结果显示,与单独手术相比,术后进行辅助化疗的 3 年生存率、无进展生存期和复发率均有改善趋势。2009 年最新公布的一项纳入 12 项随机临床研究的关于胃癌 D₁ 以上根治术后辅助化疗的荟萃分析结果显示,术后辅助化疗较单独手术可降低 22% 的死亡风险,由于该分析中仅 4 项为日本研究,其余 8 项均为欧洲研究,纳入标准严格,除外仅含 T₁ 期患者和进行 D₀ 手术的研究,与目前临床实践相符,结果较为可信,更具有指导意义。因此,对于术前未接受 ECF 或其改良方案新辅助化疗的Ⅱ期或Ⅲ期患者,中国专家组认为术后仍应接受辅助化疗。但由于各项术后辅助化疗的荟萃研究所纳入的辅助化疗方案繁杂,目前尚不清楚术后的标准辅助化疗方案。可参照 MAGIC 研究选择在晚期胃癌中安全有效的方案,如 ECF 方案、改良 ECF 方案、氟尿嘧啶类±铂类。S-1 是替加氟(氟尿嘧啶的前体药物)、5-氟-2,4-二羟基吡啶(CDHP 和氧嗪酸的复合物,是一种新型口服氟尿嘧啶类药物)。日本一项大型随机Ⅲ期临床试验(ACTS-GC)评价了扩大淋巴结清扫(D_2切除)的胃癌切除(R_0切除)术后用 S-1 进行辅助化疗治疗Ⅱ期(剔除 T_1 期)或Ⅲ期胃癌的效果。1059 例患者随机接受手术及术后 S-1 辅助化疗或单纯手术治疗。S-1 治疗组的 3 年总生存率为 80.1%,单纯手术组为 70.1%。S-1 组的死亡风险比为 0.68,这是首次在临床研究中显示术后辅助化疗对 D_2 切除术后的日本患者存在优势。但目前为止,胃癌的化疗并没有一个"金标准"。随着一些新药物的面市,胃癌术后的化疗标准有待于进一步临床研究。

(3)晚期胃癌的化疗治疗:晚期胃癌是指不可切除和术后复发的胃癌,包括确诊时就局部晚期不可切除(占全部胃癌的 30%)、确诊时已经转移的胃癌(占全部胃癌的 30%)以及术后复发的胃癌(胃癌术后有 60%复发率),因而接近 80%的患者最终会发展为晚期胃癌。几项早期的临床研究表明,晚期胃癌如果不化疗,中位生存期只有 3~4 个月;而化疗后可达 1 年,且化疗可提高生活质量。但总体来说晚期胃癌预后仍差。晚期胃癌的化疗始于 20 世纪 60 年代,单药有效的药物包括氟尿嘧啶、顺铂、蒽环类药物(阿霉素及表柔比星)、丝裂霉素 C 和依托泊苷等。这些药物的单药有效率低,疗效不佳。为提高晚期胃癌疗效,学者们多采用 2 种或 3 种药物联合进行化疗。近年来,随着紫杉类药物多烯他赛、伊立替康、奥沙利铂、口服氟尿嘧啶类药(S-1 和 UFT)以及靶向药物的出现,不断研究得到新的联合方案,晚期胃癌患者的预后和生存有望改善。转移性晚期胃癌的化疗主要是姑息化疗,以改善生活质量和延长生存为主,化疗剂量强度不宜太强,以避免严重的不良反应。进展期胃癌的化疗效果至今不能令人满意。老一代化疗方案对 20%~40%的晚期胃癌患者有效,且维持时间短,中位生存时间不超过 7~10 个月。联合多西紫杉醇、伊立替康、奥沙利铂、紫杉醇、卡培他滨或 S-1 等药物的研究结果较前改善,中位生存期可达 1 年。从现有的Ⅲ期临床试验研究结果可以看出,一些新联合方案如含多西紫杉醇的 DCF 方案、含奥沙利铂的 EOX 和 FLO 方案、含卡培他滨的 EOX 和顺铂+希罗达方案、含伊立替康的 ILF 方案、含 S-1 的 S-1+DDP 方案可以作为一线治疗晚期胃癌的新的参考方案。目前还没有上述方案之间两两比较的试验结果,新的研究需要不断进行,特别是联合靶向药物的治疗值得期待。然而,即使采用上述的新药联合方案或结合靶向药物,胃癌生存的改善也很有限,而且经济成本较大。考虑到中国的国情,我们应该遵循肿瘤治疗成本与效果并重的原则,有时在疗效和不良反应相当的情况下,也可选择经济的方案。另外,由于晚期胃癌的预后仍不理想,我们鼓励患者参加设计良好的临床试验,以探索新的治疗。也期待将来的试验能够结合胃癌生物学的预后和预测因素,从而能够为每个患者选择最优的方案,实行个体化治疗,提高疗效。

(4)靶向药物:靶向药物是近年研究热点之一。由于胃癌化疗药物的有限作用,许多学者期望联合靶向药物以获得进一步疗效。目前,已在肺癌中取得疗效的小分子表皮生长因子受体(EGFR)酪氨酸激酶抑制药吉非替尼、埃罗替尼和在肠癌化疗中取得疗效的抗 EGFR 的西妥昔单抗、抗血管内皮生长因子(VEGF)受体的贝伐单抗以及在乳腺癌化疗中取得疗效的抗 HER-2 的单抗、赫赛汀等均已应用到胃癌的研究。

(5)腹腔灌洗治疗:由于手术时癌细胞脱落或手术切断血管、淋巴管,其内的癌栓随血液、淋巴液人腹腔,也可致腹腔内种植转移。加上手术造成的膜缺损及术后机体免疫功能低下,为腹腔内少量游离癌细胞种植和增殖创造了条件,导致术后腹腔内复发和转移。腹腔内游离癌细胞及小转移灶不可能通过手术来预防或消除,化疗药物直接注入腹腔后,腹腔内脏器所接触的药物浓度明显高于血浆,而且腹腔灌注化疗使腹腔中高浓度的抗癌药物经腹膜吸收,经肝门静脉系统和腹膜后淋巴系统入血,这种途径与胃癌转移途径一致,因此腹腔化疗不但能杀灭散落在腹腔中癌细胞,而且能杀灭肝及淋巴系统中转移的微小病灶,减少肝转移机会。另一方面,腹膜对药物的廓清力相对缓慢,使癌细胞能较长时间地接触高浓度的抗癌药物,提高了对癌细胞的直接杀伤作用。肿瘤组织大多血供差(仅为正常组织的 2%～5%),散热困难,同样的温热条件下,肿瘤部位温度较高,受温热损伤重,43℃为肿瘤细胞的最低死亡温度。同时,温热可增强机体抗癌抗体溶解肿瘤细胞的作用。氟尿嘧啶和卡铂是目前公认的治疗消化道癌的有效药物。采用这两种药物温热的杀肿瘤效能以及腹膜腔内药代动力学优势设计的术中置管、术后早期持续性腹腔内热化疗方法,无论是不良反应、预后还是二三年生存率,都明显优于术后全身化疗者,并且技术简单,患者痛苦较小。总之,胃癌术后采取腹腔温热灌注化疗不仅不良反应小,肝转移和腹水发生率低,无腹部并发症发生;而且可增强杀瘤效应,又无严重全身性不良反应,且近期疗效明显,操作简单且较安全,作为治疗进展期胃癌的一种辅助治疗方法,值得在基层医院推广应用。

　　5.其他治疗

　　包括放疗、热疗、免疫治疗、中医中药治疗等。胃癌的免疫治疗包括非特异性生物反应调节如卡介苗、短小棒状杆菌等;细胞因子如白介素、干扰素、肿瘤坏死因子等;以及过继性免疫治疗如淋巴细胞激活后杀伤细胞、肿瘤浸润淋巴细胞等的临床应用。基因治疗目前尚在探索阶段,自杀基因与抗血管形成基因是研究较多的基因治疗方法,可能在将来胃癌的治疗中发挥作用。

　　【预后】

　　胃癌的预后与胃癌的病理分期、部位、组织类型、生物学行为以及治疗措施有关。早期胃癌远比进展期胃癌预后要好。根据大宗报告,施行规范治疗Ⅰ期胃癌的 5 年生存率为 82%～95%,Ⅱ期为 55%,Ⅲ期为 15%～30%,Ⅳ期仅 2%。肿瘤体积小、未侵及浆膜、无淋巴结转移,可行根治性手术者预后较好。贲门癌于胃上 1/3 的近端胃癌比胃体及胃远端癌的预后要差。当前,我国早期胃癌诊断率很低,影响预后。提高早期诊断率将显著改善胃癌的 5 年生存率。

　　【诊疗风险防范】

　　胃癌早期症状多不典型,临床医生应详细询问病史,仔细检体,应用现有的检查设备,科学有机地结合,做到早期诊断,不漏诊。针对性地鉴别诊断内容,做到重点检查,不能马虎。治疗上选择以手术为主的综合治疗模式,手术做到周密计划,争取达到治疗目的,联合新辅助化疗及术后化疗方案,积极争取延长术后长期生存,提高生存质量,对不能延长生存期的病人,不做无谓手术,做到手术有理有据,有章可循。

二、胃的胃肠道间质瘤

　　胃肠道间质瘤(GIST)是消化道最常见的间叶源性肿瘤,其中 60%～70% 发生在胃,20%

～30％发生在小肠,曾被认为是平滑肌肉瘤。研究表明,这类肿瘤起源于胃肠道未定向分化的间质细胞,具有 c-kit 基因突变和 KIT 蛋白(CD_{117})表达的生物学特征。胃的 GIST 约占胃肿瘤的3％,可发生于各年龄段,高峰年龄 50 和 70 岁,男女发病率相近。

【病理】

本病呈膨胀性生长,可向黏膜下或浆膜下浸润形成球形或分叶状的肿块。肿瘤可单发或多发,直径从 1～20cm 或以上不等,质地坚韧,境界清楚,表面呈结节状。瘤体生长较大可造成瘤体内出血、坏死及囊性变,并常有上消化道出血、坏死及囊性变,并在黏膜表面形成溃疡导致消化道出血。

【诊断】

1.症状与体征

瘤体小症状不明显,可有上腹部不适或类似溃疡病的消化道症状;瘤体较大可扪及腹部肿块,常有上消化道出血的表现。

2.影像学检查

钡剂造影胃局部黏膜隆起,呈向腔内的类圆形充盈缺损,胃镜下可见黏膜下肿块,顶端可有中心溃疡。黏膜活检检出率低,超声内镜可以发现直径＜2cm 的胃壁肿瘤。CT、MRI 扫描有助于发现胃腔外生长的结节状肿块以及有无肿瘤转移。组织标本的免疫组化显示 CD_{117} 和 CD_{34} 过度表达,有助于病理学最终确诊。GIST 应视为具有恶性潜能的肿瘤,肿瘤危险程度与有无转移、是否浸润周围组织显著有关。肿瘤长径＞5cm 和核分裂数＞5 个/50 高倍视野是判断良恶性的重要指标。

【治疗】

首选手术治疗,手术争取彻底切除,瘤体与周围组织粘连或已穿透周围脏器时应将粘连的邻近组织切除,不必广泛清扫淋巴结。姑息性切除或切缘阳性可给予甲磺酸伊马替尼以控制术后复发,改善预后。伊马替尼能针对性地抑制 c-kit 活性,治疗进展期转移的 GIST 总有效率在 50％左右,也可用以术前辅助治疗。完全切除的存活期明显高于不完全切除的病例。

三、胃淋巴瘤

胃是结外型淋巴瘤的好发器官,原发恶性淋巴瘤占胃恶性肿瘤的 3％～5％,仅次于胃癌而居第 2 位。发病年龄以 45～60 岁居多。男性发病率较高。近年发现幽门螺杆菌感染与胃的黏膜相关淋巴样组织(MALT)淋巴瘤发病密切相关,低度恶性胃黏膜相关淋巴瘤 90％以上合并幽门螺杆菌感染。

【病理】

95％以上的胃原发性恶性淋巴瘤为非霍奇金淋巴瘤,组织学类型以 B 细胞为主;大体所见黏膜肥厚、隆起或形成溃疡、胃壁节段性浸润,严重者可发生溃疡、出血、穿孔。病变可以发生在胃的各部分,但以胃体后壁和小弯侧多发。恶性淋巴瘤以淋巴转移为主。

【诊断】

1.症状与体征

早期症状类似一般胃病,病人可有胃纳下降、腹痛、消化道出血、体重下降、贫血等表现。部分病人上腹部可触及包块,少数病人可有不规则发热。

2.影像学检查

X线钡剂检查可见胃窦后壁或小弯侧面积较大的浅表溃疡、胃黏膜有形似卵石样的多个不规则充盈缺损以及胃黏膜皱襞肥厚,肿块虽大仍可见蠕动通过病变处是其特征。胃镜检查可见黏膜隆起、溃疡、粗大肥厚的皱襞、黏膜下多发结节或肿块等;内镜超声除可发现胃壁增厚外,还可判断淋巴瘤浸润胃壁深度与淋巴结转移情况,结合胃镜下多部位较深取材活组织检查可显著提高诊断率。CT检查可见胃壁增厚,并了解肝脾有无侵犯、纵隔与腹腔淋巴结情况,有助于排除继发性胃淋巴瘤。

【治疗】

早期低度恶性胃黏膜相关淋巴瘤可采用抗幽门螺杆菌治疗,清除幽门螺杆菌后,肿瘤一般在4~6个月消退。抗生素治疗无效或侵及肌层以下的病例可以选择放、化疗。手术治疗胃淋巴瘤有助于准确判断临床病理分期,病变局限的早期患者可获得根治机会。姑息性切除也可减瘤,结合术后化疗而提高疗效,改善预后。常用化疗方案为CHOP方案,胃淋巴瘤对化疗反应较好,近年有单独采用系统化疗治疗胃淋巴瘤获得较好的疗效的报告。

四、胃的良性肿瘤

胃的良性肿瘤约占全部胃肿瘤的2%。按其组织来源可分为上皮细胞和间叶组织瘤。前者常见的有胃腺瘤和腺瘤性息肉,占良性肿瘤的40%左右。外观呈息肉状,单发或多发,有一定的恶变率;胃的间叶源组织肿瘤70%为胃肠道间质瘤,其他有脂肪瘤、平滑肌瘤、纤维瘤、血管瘤、神经纤维瘤等。

胃良性肿瘤一般体积小,发展较慢,胃窦和胃体为多发部位。

【诊断】

1.症状与体征

①上腹不适、饱胀感或腹痛;②上消化道出血;③腹部包块,较大的良性肿瘤上腹部可扪及肿块;④位于贲门或幽门的肿瘤可引起不全梗阻等。

2.影像学检查

X线钡剂检查、胃镜、超声及CT检查等有助于诊断。纤维胃镜检查大大提高了胃良性肿瘤的发现率,对于黏膜起源瘤活检有助确诊;黏膜下的间叶组织瘤超声胃镜更具诊断价值。

【治疗】

手术切除是胃良性肿瘤的主要治疗方法,由于临床上难以除外恶性肿瘤,且部分良性胃肿瘤还有恶变倾向以及可能出现严重合并症,故主张确诊后积极地手术治疗,根据肿瘤的大小、部位以及有无恶变的倾向选择手术方式,小的腺瘤或腺瘤样息肉可行内镜下套切术,较大的肿瘤可行胃部分切除术、胃大部切除术等。

第二节　急性胃扩张

一、概述

急性胃扩张是指短期内由于大量气体和液体积聚,胃和十二指肠上段的高度扩张而致的一种综合征。通常为某些内外科疾病或麻醉手术的严重并发症。

二、病因学

某些器质性疾病和功能性因素均可并发急性胃扩张,常见的病因归纳为三类。

1.外科手术

创伤、麻醉和外科手术,尤其是腹腔、盆腔手术及迷走神经切断术,均可直接刺激躯体或内脏神经,引起胃的自主神经功能失调,胃壁的反射性抑制,造成胃平滑肌弛缓,进而形成扩张。麻醉时气管插管,术后给氧和胃管鼻饲,亦使大量气体进入胃内,形成扩张。

2.疾病状态

胃扭转、嵌顿性食管裂孔疝以及各种原因所致的十二指肠壅积症、十二指肠肿瘤、异物等均可引起胃潴留和急性胃扩张;幽门附近的病变,如脊柱畸形、环状胰腺、胰癌等偶可压迫胃的输出道引起急性胃扩张;躯体部上石膏套后 1～2d 引起的所谓"石膏套综合征",可能是脊柱伸展过度,十二指肠受肠系膜上动脉压迫的结果;情绪紧张、精神抑郁、营养不良均可引起自主神经功能紊乱,使胃的张力减低和排空延迟;糖尿病神经病变、抗胆碱能药物的应用;水、电解质代谢失调、严重感染(如败血症)均可影响胃的张力和胃的排空,导致急性胃扩张。

3.各种外伤产生的应激状态

尤其是上腹部挫伤或严重复合伤,其发生与腹腔神经丛受强烈刺激有关。

4.其他

短时间内进食过多也是偶见原因。

三、病理生理

当胃扩张到一定程度时,胃壁肌肉张力减弱,使食管与贲门、胃与十二指肠交界处形成锐角,阻碍胃内容物的排出,膨大的胃可压迫十二指肠,并将系膜及小肠挤向盆腔。因此,牵张系膜上动脉而压迫十二指肠,造成幽门远端的梗阻。唾液、胃十二指肠液和胰液、肠液的分泌亢进,均可使大量液体积聚于胃内,加重胃扩张。扩张的胃还可以机械地压迫门静脉,使血液瘀滞于腹腔内脏,亦可压迫下腔静脉,使回心血量减少,最后可导致周围循环衰竭。由于大量呕吐、禁食和胃肠减压引流,可引起水和电解质紊乱。

四、临床表现

大多起病缓慢,迷走神经切断术者常于术后第 2 周开始进流质饮食后发病。主要症状有腹胀、上腹或脐周隐痛,恶心和持续性呕吐。呕吐物为浑浊的棕绿色或咖啡色液体,呕吐后症状并不减轻。随着病情的加重,全身情况进行性恶化,严重者可出现脱水、碱中毒,并表现为烦躁不安、呼吸急促、手足抽搐、血压下降和休克。突出的体征为上腹膨胀,可见毫无蠕动的胃轮廓,局部有压痛,叩诊过度回响,有振水音。脐右偏上出现局限性包块,外观隆起,触之光滑而有弹性、轻压痛,其右下边界较清,此为极度扩张的胃窦,称"巨胃窦症",乃是急性胃扩张特有的重要体征,可作为临床诊断的有力佐证。

本病可因胃壁坏死发生急性胃穿孔和急性腹膜炎。

五、诊断

根据病史、体征,结合实验室检查和腹部 X 线征象,诊断一般不难。手术后发生的胃扩张常因症状不典型而与术后一般胃肠症状相混淆造成误诊。此外,应和肠梗阻、肠麻痹鉴别,肠梗阻和肠麻痹主要累及小肠,腹胀以腹中部明显,胃内不会有大量积液和积气,抽空胃内容物后患者也不会有多大好处,X线平片可见多个阶梯状液平。

实验室检查可发现血液浓缩、低血钾、低血氯和碱中毒。立位腹部 X 线片可见左上腹巨大液平面和充满腹腔的特大胃影及左膈肌抬高。

六、治疗

暂时禁食,放置胃管持续胃肠减压,纠正脱水、电解质紊乱和酸碱代谢平衡失调。低血钾常因血浓缩而被掩盖,应予注意。病情好转 24h 后,可于胃管内注入少量液体,如无潴留,即可开始少量进食,如无好转则应手术。过度饱餐所致者,胃管难以吸出胃内容物残渣或有十二指肠梗阻及已产生并发症者亦应手术治疗。手术方式一般以简单有效为原则,如单纯胃切开减压、胃修补及胃造口术等。胃壁坏死常发生于贲门下及胃底近贲门处,由于坏死区周围炎症水肿及组织菲薄,局部组织移动性较差,对较大片坏死的病例,修补或造口是徒劳无益的,宜采用近侧胃部分切除加胃食管吻合术为妥。

七、并发症

急性胃扩张可因胃壁坏死发生急性胃穿孔和急性腹膜炎。

当胃扩张到一定程度时,胃壁肌肉张力减弱,使食管与贲门、胃与十二指肠交界处形成锐角,阻碍胃内容物的排出,膨大的胃可压迫十二指肠,并将系膜及小肠挤向盆腔。因此,牵张系膜上动脉而压迫十二指肠,造成幽门远端的梗阻,唾液、胃十二指肠液和胰液、肠液的分泌亢进,均可使大量液体积聚于胃内,加重胃扩张。扩张的胃还可以机械地压迫门静脉,使血液瘀滞于腹腔内脏,亦可压迫下腔静脉,使回心血量减少,最后可导致周围循环衰竭。由于大量呕吐、禁食和胃肠减压引流,可引起水和电解质紊乱。

八、预后

近代外科在腹部大手术后多放置胃管,术后多变换体位,注意水、电解质及酸碱平衡,急性胃扩张发生率及病死率已大为降低。

第三节　胃和十二指肠溃疡

一、胃十二指肠溃疡

胃、十二指肠局限性组织损伤,可累及胃的黏膜层、黏膜下层和肌层,称为胃十二指肠溃疡,又称为消化性溃疡。其发病由多因素所致,或"攻击因子"如胃酸、胃蛋白酶、幽门螺杆菌等过强,或"防御因子"胃黏膜、胃黏液、碳酸氢盐等减弱而形成。近年来纤维内镜技术的应用,新型抗酸剂质子泵抑制药和抗幽门螺杆菌药物的合理使用使得胃十二指肠溃疡的内科治愈率显著提高。但对于并发急性穿孔、出血、梗阻、瘢痕性幽门梗阻及癌变,或者药物治疗无效的患者,仍需外科手术治疗。

【病理及发病机制】

典型的溃疡呈圆形或椭圆形,黏膜缺损深达黏膜肌层。溃疡深而壁硬,呈漏斗状或打洞样,边缘增厚或是充血水肿,基底光滑,表面可覆盖有纤维或脓性呈灰白或灰黄色苔膜。胃溃疡多发生在胃窦部小弯侧,以胃角最多见,胃体部也可见。十二指肠溃疡主要在球部,发生在球部以下的溃疡称为球后溃疡,球部前后壁或是大小弯侧同时出现溃疡称对吻溃疡。

胃十二指肠溃疡的病因并非单一因素,而是胃酸分泌异常,幽门螺杆菌感染和黏膜防御机制的破坏及一些综合因素共同作用的结果。

1.**胃酸分泌增加**

胃十二指肠溃疡即消化性溃疡发生的经典理论是"无酸无溃疡",胃酸分泌增加至今仍认为是溃疡病的主要致病机制。溃疡只发生在与胃酸相接触的黏膜,抑制胃酸分泌可使溃疡愈合,充分说明了胃酸分泌过多是胃十二指肠溃疡的病理生理基础。胃底壁细胞分泌的盐酸是胃酸的主要成分。正常人胃底壁细胞大约 10 亿个,每小时泌酸 22mmol,而十二指肠溃疡患者的胃壁细胞约 20 亿个,每小时泌酸 44mmol,为正常人的 2 倍。此外,壁细胞基底膜含有胆碱能、胃泌素和组胺 $H_2$3 种受体,分别接受乙酰胆碱、胃泌素和组胺的刺激。溃疡病人在胃窦酸化情况下,正常的抑制胃泌酸机制受到影响,胃泌素异常释放,而组织中生长抑素水平低,黏膜前列腺素合成减少,削弱了对胃黏膜的保护作用,使得黏膜易受胃酸伤害,形成溃疡。

2.**幽门螺杆菌感染**

幽门螺杆菌感染与消化性溃疡密切相关。确认幽门螺杆菌为消化性溃疡的主要病因的主要证据是:95%以上的十二指肠溃疡与近 80%的胃溃疡病人中检出幽门螺杆菌的感染,明显高于正常人群。有 1/6 左右的感染者发展为消化性溃疡;清除幽门螺杆菌感染可以明显降低溃疡病的复发率。该菌具有高活性的尿激酶,分解尿素产生酶,在菌体周围形成低氧弱酸保护层,在酸性胃液中存活。产生多种酶和毒素,如尿素酶等,作用于胃黏膜细胞,引起黏膜障碍,改变细胞的通透性,诱发局部组织损伤,破坏黏膜层的保护作用,导致溃疡。据流行病学调查,全球有 50%以上的人感染过幽门螺杆菌。对消化性溃疡的治疗,采用中和胃酸,减少胃液酸度或用 H_2 受体阻滞药以减少胃壁细胞分泌,治愈率约为 70%,但停药后复发率为 80%。临床表明,幽门螺杆菌的清除可促进溃疡愈合,停药后溃疡复发率大大下降。

3.**胃黏膜损害**

胃黏膜在溃疡发生和愈合的过程中发挥着重要的作用。胃黏膜屏障是指胃黏膜具有防止胃液自身消化,抵御食物或药物等损伤因子的刺激,进而保护胃黏膜细胞,阻止 H^+ 逆向弥散,同时阻止 Na^+ 从黏膜细胞扩散到胃腔的生理功能的特殊结构。其机制主要包括:①细胞屏障和黏膜-碳酸氢盐屏障,由黏液层、黏膜上皮细胞、基底膜、黏膜血管和血液等组成。该屏障的完整性是胃黏膜得到保护和消化性溃疡得以防止的重要基础。胃表面上皮的颈黏液细胞分泌由水、电解质、糖蛋白和核酸组成的黏液,在细胞表面形成一个非流动层,所含的大部分水分充填于糖蛋白的分子间,从而有利于氢离子的逆向弥散。在胃黏膜急性损伤后,大量组织液和 HCO_3^- 渗透到胃腔内,中和腔内胃酸,为胃黏膜上皮细胞的快速修复提供一种良好的中性环境,有利于胃黏膜损伤后的修复。②胃黏膜微循环的维持功能。胃的血液供应极为丰富,毛细血管数量多,内皮有较大的孔隙,通透性大。血管的这种分布特征、内皮的通透性及充足的血流量有利于胃黏膜上皮细胞和胃腺细胞获得充足的养料、氧气和激素等功能物质,也有利于上皮细胞从血液中获得足够的 HCO_3^-。这一切对维持黏膜上皮的完整性、促进代谢、维持黏膜屏障和黏液屏障的正常生理功能均起着重要的作用。③胃黏膜限制逆弥散的作用。单层上皮细胞的顶端可暴露于 pH 值为 2.0 的酸性环境下长达 4h,而不受损害。胃黏膜表面上皮对高浓度酸具有特殊抵抗力,是由于其上皮细胞间的紧密连接组成了一道胃黏膜细胞屏障。该屏障可以阻止胃腔内的 H^+ 逆向扩散到黏膜内,同时也阻止黏膜细胞间隙中 Na^+ 弥散入胃腔内,使胃腔与胃黏膜之间的 H^+ 浓度保持在一个高浓度的生理状态。非甾体类抗炎药、肾上腺皮质激素、胆汁、盐酸、乙醇等均可破坏胃黏膜屏障,造成 H^+ 逆流入黏膜上皮细胞,引起胃黏膜水肿、出血、糜烂,甚至溃疡。长期使用非甾体类抗炎药胃溃疡发生率显著增加。

4.其他因素

包括遗传、吸烟、心理压力和咖啡因等。遗传因素在十二指肠溃疡的发病中起一定作用,单卵孪生患相同溃疡病者占 50%,双卵孪生者仅占 14%。O 型血者患十二指肠溃疡比其他血型者显著为高。

正常情况下,酸性胃液对胃黏膜的侵蚀作用和胃黏膜的防御机制处于相对平衡状态。如果平衡受到破坏,侵害因子的作用增强,胃黏膜屏障等防御因子的作用减弱,胃酸、胃蛋白酶分泌增加,最终导致溃疡。在十二指肠溃疡的发病机制中,胃酸分泌过多起重要作用。胃溃疡病人的平均胃酸分泌比正常人低,胃排空延缓、十二指肠液反流是导致胃-黏膜屏障破坏形成溃疡的重要原因。

【诊断】

1.症状与体征

胃溃疡与十二指肠溃疡统称为消化道溃疡,但两者之间差别仍很显著。胃溃疡发病年龄平均比十二指肠溃疡高 15～20 岁,发病高峰在 40～60 岁。胃溃疡病人基础胃酸分泌平均为 1.2mmol/h,明显低于十二指肠溃疡病人的 4.0mmol/h。部分胃溃疡可发展为胃癌,而十二指肠溃疡很少恶变。因此,胃溃疡的外科治疗尤显重要。

十二指肠溃疡多见于中青年男性,有周期性发作的特点,秋天、冬春季节好发。主要表现为上腹部及剑突下的疼痛,有明显的周期性,与进食密切相关,多于进食后 3～4h 发作,服抗酸药物可缓解,进食后腹痛可暂时缓解。饥饿痛和夜间痛是十二指肠溃疡的特征性症状,疼痛多为灼烧痛或钝痛,程度不等。溃疡好发于十二指肠球部,查体时右上腹可有压痛。十二指肠溃疡每次发作时持续数周,可自行缓解,间歇 1～2 个月再发。如缓解期缩短,发作期延长或腹痛程度加重,提示溃疡病加重。

胃溃疡同样以腹痛为主要症状,但腹痛节律性不如十二指肠溃疡。进食后 0.5～1h 腹痛即开始,持续 1～2h 缓解。进食不能使疼痛缓解,有时反而加重腹痛。溃疡好发于胃窦小弯侧,查体时压痛点常位于上腹剑突与脐连线中点或偏左,抗酸治疗后易复发,约有 5% 胃溃疡可以发生恶变。对于年龄较大的胃溃疡病人,典型溃疡症状消失,呈不规则持续性疼痛或症状日益加重,服用抗酸药物不缓解,出现体重减轻、乏力、贫血等症状时,需高度警惕溃疡恶变。

胃溃疡根据其部位和胃酸分泌量可以分为四型:Ⅰ型最常见,占 50%～60%,低胃酸,溃疡位于胃小弯角切迹附近;Ⅱ型约占 20%,高胃酸,胃溃疡合并十二指肠溃疡;Ⅲ型约占 20%,

高胃酸,溃疡位于幽门管或幽门前,与长期应用非甾体抗炎药有关;Ⅳ型约占5%,低胃酸,溃疡位于胃上部1/3,胃小弯高位接近贲门处,常为穿透性溃疡,易发生出血或穿孔,老年人多见。

2.诊断思路及诊断风险防范

在溃疡病的诊断过程中,病史分析很重要,根据慢性病程和周期性发作的节律性上腹痛,应考虑到溃疡病的可能。纤维胃镜检查是首选的检查方法。胃镜检查不仅可以对胃十二指肠黏膜直接观察、摄像,还可在直视下取活组织做病理学检查及幽门螺杆菌检测,因此胃镜检查在对消化性溃疡的诊断及良恶性的鉴别上有着不可替代的作用。X线钡剂检查适用于对胃镜检查有禁忌证或不能耐受胃镜检查者。溃疡的X线征象有直接和间接两种:龛影是直接征象,对溃疡有确诊价值;局部压痛,十二指肠球部激惹和球部畸形,胃大弯侧痉挛性切迹均为间接征象,仅提示可能有溃疡。活动性上消化道出血是钡剂检查的禁忌证。

【治疗】

1.胃溃疡外科治疗

胃溃疡的患者年龄偏大,常伴有慢性胃炎,幽门螺杆菌感染率高,溃疡愈合后胃炎依然存在,内科治疗后容易复发,且有5%的恶变率,因此临床上对胃溃疡的手术指征较宽,包括以下几种。①包括抗幽门螺杆菌在内的严格内科治疗8~12周,溃疡不愈合或短期复发者。②发生溃疡出血、瘢痕性幽门梗阻、溃疡穿孔者。③溃疡直径>2.5cm或高位溃疡。④胃十二指肠复合溃疡。⑤不能排除恶变或已恶变者。胃溃疡的外科手术治疗,尤其是Ⅰ型胃溃疡,目前大多主张用Billroth-Ⅰ式手术,即胃大部切除胃十二指肠吻合术。近年来主张切掉包括溃疡在内的50%左右的胃即可。治疗机制是胃幽门窦部黏膜内的G细胞释放促胃液素进入血液循环,作用于分泌胃酸的壁细胞和分泌胃蛋白酶的主细胞。切除胃幽门窦部,换言之就是切除了黏膜内释放促胃液素的G细胞,没有G细胞释放促胃液素刺激,壁细胞就大大减少了胃酶分泌。同时由于切除了大部胃体也使分泌胃酸的壁细胞和分泌胃蛋白酶的主细胞腺体数大大减少。这种式的优点是吻合后的胃肠道符合人们的正常解剖生理,食物经吻合口入十二指肠,减少了胆汁、胰液反流入胃,术后并发症少。Ⅱ、Ⅲ型胃溃疡远端胃大部切除加迷走神经干切断术,Billroth-Ⅰ吻合,如十二指肠炎症明显或是有严重瘢痕形成,则可行Billroth-Ⅱ式胃空肠吻合术。Ⅳ型,即高位小弯溃疡处理困难根据溃疡所在部位的不同可采用切除溃疡的远端胃大部分切除术,在不引起贲门狭窄的情况下,尽可能行胃十二指肠吻合,即游离胃小弯侧至贲门部,于贲门下将胃壁溃疡与远端胃一并切除。贲门前小弯处可绕过溃疡切除,小弯侧闭锁,再切除胃远端50%,为防止反流性食管炎也可行Roux-en-Y胃空肠吻合。溃疡位置过高可以采用旷置溃疡的远端胃大部分切除术治疗。术前或术中应对溃疡做多处活检以排除恶性溃疡的可能。对溃疡恶变的病例,应行胃癌根治术。

2.十二指肠溃疡的外科治疗

促进溃疡愈合,预防溃疡复发,处理特殊并发症以及减少手术后的不良反应是十二指肠溃疡治疗的目的。对于无严重并发症的十二指肠溃疡以内科治疗为主,而外科手术治疗的适应证为:①十二指肠溃疡出现急性穿孔,大出血及瘢痕性幽门梗阻等严重并发症。②经正规内科治疗无效的十二指肠溃疡,即顽固性十二指肠溃疡需手术治疗。正规内科治疗指应用抑酸药、抗幽门螺杆菌药物和黏膜保护药等。停药 4 周后复查纤维胃镜,溃疡未愈合者按上述方案重复治疗,3 个疗程溃疡不愈合者视为治疗无效。③溃疡病史长,发作频繁,症状严重者。④纤维胃镜观察溃疡深大,溃疡底可见血管或附有血凝块。⑤X 线钡剂检查有球部变形,龛影较大有穿透至十二指肠外的影像者。⑥既往有严重溃疡并发症而溃疡仍反复活动者。

十二指肠溃疡的外科治疗,采用 Billroth-Ⅱ式式即胃大部切除胃空肠吻合术和选择性或高选择性迷走神经切断术。近些年,国内外专家一致认为切除胃的 60% 即可。Billroth-Ⅱ式手术方法的优点,是由于切除了足够的胃而不至于吻合口张力过大,术后复发率低。术后胃液与食物不经过十二指肠直接进入空肠,如溃疡本身不切除也能愈合。缺点是远期并发症高,特别是碱性反流性胃炎、倾倒综合征、溃疡复发、营养性并发症、残胃癌等。

胃迷走神经切断术主要用于治疗十二指肠溃疡。胃酸分泌受迷走神经调节,迷走神经兴奋可以通过迷走一迷走神经长反射和壁内神经丛的短反射引起神经性胃酸分泌,胃幽门窦的壁内神经丛作用于胃窦的 G 细胞,使其释放促胃液素,促胃液素经血循环作用于胃壁细胞分泌胃酸。迷走神经切断术治疗十二指肠溃疡的原理是由于切断了迷走神经,即消除了神经性胃酸分泌,又减少了体液性胃酸分泌,从根本上消除了导致溃疡发生的主要因素。迷走神经切断术可按切断的水平不同分为迷走神经干切断术、选择性迷走神经切断术和高选择性胃迷走神经切断术。因迷走神经于切除术在切断胃迷走神经的同时也切断了支配肝、胆、胰和小肠的肝支和腹腔支,可引起胃排空障碍、小肠吸收失调引起顽固性腹泻及胆囊舒缩功能障碍导致胆囊结石等。所以现已不常用。选择性迷走神经切断术是在迷走神经左干分出肝支,右干分出腹腔支后再将迷走神经予以切断,切断了到胃的所有迷走神经支配,减少了胃酸分泌。该术式保留了支配肝、胆、胰和小肠的肝支和腹腔支,可避免其他内脏功能紊乱,但是由于支配胃窦部的迷走神经被切断,术后胃蠕动减退,往往引起胃潴留,而必须加做胃幽门成形术等胃引流手术。高选择性迷走神经切断术是指切断支配胃底胃体贲门部的迷走神经,保留支配胃窦部与远端肠道的迷走神经分支,即鸦爪分支。保留迷走神经左干发出的肝支和迷走神经右干发出的腹腔支。优点是由于切断了迷走神经对胃底胃体贲门部的壁细胞的神经支配,使这些部位胃腺体的壁细胞失去了迷走神经的控制,大大减少了胃酸的分泌。同时由于手术保留了幽门,也保留了幽门窦部的鸦爪支,因此,幽门窦部舒缩蠕动功能正常,减少了发生胃潴留、碱性胆汁反流和倾倒综合征等并发症和后遗症的概率。同时,不用加幽门成形术等,是治疗十二指肠溃疡较为理想的手术。

高选择性迷走神经切断术主要适用于难治性十二指肠溃疡,病情稳定的十二指肠溃疡出血和十二指肠溃疡急性穿孔在控制了出血和穿孔后亦可施行。手术后倾倒综合征与腹泻发生率很低,胃排空在术后 6 个月内可恢复正常,同时基础胃酸分泌明显减少。高选择性迷走神经切断术后溃疡的复发率各家报道相差较大,为 5%～30%。复发率高与迷走神经解剖变异、手术操作困难、切断不彻底、有胃输出道梗阻以及术后仍需长期服用可诱发溃疡的药物的病人有关,此类病人术后溃疡极易复发。

3.腹腔镜手术在胃十二指肠溃疡中的应用

腹腔镜外科是当前微创外科的重要组成部分。腹腔镜技术已有一百多年的发展史。这一百多年来,腹腔镜是外科领域最重要的一次技术变革。腹腔镜胃手术技术难度大,手术解剖层面多,但对于需手术治疗的胃良性疾病,因为不需要行根治性手术,手术时间短、创伤小,无肿瘤转移种植复发之虞,可充分体现出腹腔镜的微创优势。胃十二指肠溃疡病手术如溃疡穿孔修补、迷走神经切断、胃大部切除等手术,都可以在腹腔镜下完成。腹腔镜下胃大部切除术主要用于溃疡引起的瘢痕性幽门梗阻、巨大并难治的胃溃疡和怀疑恶变的胃溃疡的治疗。对于上述疾病,传统手术创伤大,术后胃肠道恢复慢,腹腔镜下胃部分切除术具有无可比拟的优越性。

胃十二指肠溃疡多采用腹腔镜辅助下胃大部切除术,切除范围与开腹手术相同。目前国内外普遍认为腹腔镜辅助下手术较全腔镜胃大部切除能明显降低手术费用和手术难度,减少手术时间和手术并发症发生的机会。手术只需紧贴胃壁游离远端胃,游离充分后,在剑突下做一小切口,切断胃壁行远端胃大部切除术,再行 Billroth-Ⅰ式或 Billroth-Ⅱ式吻合,手术难度不大。对于寻找病灶困难的病例,可于术前 30min 经内镜定位并注入亚甲蓝标记,或术中内镜协助定位。

总之,腹腔镜治疗胃良性疾病只要严格把握手术适应证,熟练应用腹腔镜技术,对于不同位置、性质的病灶因地制宜,灵活多变地处理,是安全可行的,能够达到开腹手术同样的效果。

【术后并发症及风险防范】

各种胃十二指肠溃疡手术术后均有一些并发症,术后早期出现的并发症如出血、感染、吻合口瘘等大多数与手术操作不当有关;术后远期发生的一些并发症如碱性反流性胃炎、倾倒综合征、营养障碍等则常与手术自身带来的解剖、生理、代谢和消化功能改变有关。

1.术后早期并发症

(1)吻合口出血:胃大部切除术后可有少许黯红色或咖啡色胃液自胃管抽出,一般 24h 不超过 300mL,以后胃液颜色逐渐变浅变清,出血自行停止。若术后不断抽出新鲜血液,24h 后出血仍未停止,则为术后出血。术后 24h 内的胃出血主要因术中止血欠完善、结扎或缝合线松动所致。术后 4~6d 发生的出血,常为吻合口黏膜坏死脱落而致;术后 10~20d 发生出血,为吻合口缝线感染、黏膜下脓肿侵蚀血管所致。术后出血,多为较小血管,尤其出血发生在 24h 以后的病例,一般均用非手术疗法治愈。此类病人应用止血药、输血、局部经胃管反复注入冷冻生理盐水。冰盐水灌洗后能清除胃内积血块,使胃腔缩回其张力得以恢复,低温也可使小血管收缩。有时于 100mL 冰生理盐水中加入 8mg 去甲肾上腺素,更有利血管收缩,止血效果更佳。也可行内镜检查或选择性血管造影,明确出血血管后局部应用血管收缩药或栓塞相关的动脉止血。对少数出血势猛、量大,非手术疗法不能止血者,应考虑及时手术。

(2)吻合口梗阻:胃大部切除术后无论应用何种术式,吻合口梗阻均有发生的可能,按其发病机制可分为机械性和排空障碍两种。前者包括吻合口设计过小、胃壁与肠壁内翻过多,吻合口处粘连、外压等多种因素。后者为吻合口暂时性排空障碍,发病机制尚不完全明了。术后拔出胃管后,病人出现持续性上腹饱胀、钝痛,并呕吐带有食物和胆汁的胃液。X 线照影检查可见残胃扩张,无张力,蠕动波少而弱,吻合口通过欠佳。迷走神经切断后胃失去神经支配,平滑肌收缩受到影响,引起胃的排空障碍。表现为胃扩张,胃潴留无蠕动波。临床上吻合口梗阻以排空障碍多见,机械性梗阻较少。排空障碍的时间长短不等,一般为 15~20d,个别病人可达 30d 左右。可严密观察,采用禁食水,持续胃肠减压,补充足够营养,纠正水和电解质紊乱和纠正酸中毒,同时给予胃动力促进药多能好转。对于吻合口水肿的患者,为消除吻合口水肿,可给予输血、血浆等。也可用 3%～5% 盐水洗胃。若经上述方法治疗无效,并经消化道造影、CT 等辅助检查证实梗阻存在,则应考虑为机械性因素所致,必要时应手术解除梗阻。

(3)十二指肠残端瘘:发生在 Billroth-Ⅱ 式胃切除术后早期的严重并发症,其发生率大于吻合口瘘。因十二指肠溃疡病变周围瘢痕组织较多,该处组织有时呈炎性水肿,致使吻合困难,另外胃空肠吻合口输入襻梗阻,使胆汁、胰液及肠液淤积在十二指肠内,使十二指肠腔压力增高,均可并发残端漏。临床表现为突发上腹部剧痛、发热、腹膜刺激征以及白细胞计数增加,腹腔穿刺可有胆汁样液体。一旦确诊,应立即手术。术中尽量妥善关闭十二指肠残端,于瘘口处置一引流管,低负压吸引,一般置管后 4～6 周拔除,切忌避免强行修补瘘口,否则由于局部水肿,难以缝合,可能再次发生残端瘘。术后给予足量肠内或肠外营养支持,全身应用抗生素。为预防该并发症应注意:①十二指肠溃疡切除困难时,宜行溃疡旷置的术式,不可勉强切除。②十二指肠残端关闭不满意时,应保证输入襻引流通畅,可预做十二指肠置管造口。③术中将胃管放入输入襻内,可降低十二指肠内压力,避免胃空肠吻合口输入襻排空不畅。

(4)胃壁缺血坏死和吻合口瘘:胃穿孔是发生在高选择性迷走神经切断术后的严重并发症。由于术中切断了胃小弯的血供,可引起小弯胃壁缺血坏死。缺血坏死多局限于小弯黏膜层,局部形成坏死性溃疡的发生率为 20% 左右,溃疡>3cm 可引起出血。术中缝合胃小弯前后缘浆肌层,可预防此症。

吻合口瘘是胃切除术后早期并发症,常在术后 1 周发生。原因与缝合技术不当、吻合口张力过大、组织血供不足有关,在贫血、水肿、低蛋白血症的病人中更易出现。术后发生吻合口瘘的病人可有高热、脉速、腹痛以及弥漫性腹膜炎的表现,需立即手术修补;症状较轻无弥漫性腹膜炎时,可先行禁食、水,胃肠减压、充分引流、肠外营养和抗感染等综合措施,必要时手术治疗。

2.远期并发症

(1)溃疡复发:胃大部切除术后复发性溃疡多发生在胃肠吻合口或其附近,尤以十二指肠溃疡术后 Billroth-Ⅱ 式手术多发,总的发病率为 2%～5%。溃疡复发原因是手术后胃酸未能有效地降低之故,常见原因有以下 3 点。①胃切除<75%,保留了过多的胃壁细胞;②十二指肠残端有胃窦黏膜残留,黏膜细胞仍分泌大量胃泌素,刺激壁细胞分泌胃酸;③空肠输入襻过长,远端空肠抗酸能力差,易发生吻合口溃疡。复发性溃疡临床主要表现为溃疡症状再次出现,腹痛,其次有呕吐及出血,胃镜检查常能明确诊断,胃酸和胃泌素测定有助于复发性溃疡的诊断。因此,溃疡病行胃大部切除时应切除胃的 70%～75%,胃窦黏膜一定要完全剔出,根据病情和病变部位可选用迷走神经切断术,或胃窦切除加选择性迷走神经切断术,行 Billroth-Ⅱ 式吻合术时,输入襻长度应在 15cm 以下。溃疡复发后可给予制酸药,抗幽门螺杆菌等保守治疗,若无效则再次手术。可再次行包括复发溃疡在内的胃部分切除术,重新行胃肠吻合,或行选择性迷走神经切断术及胃部分切除加迷走神经切除术。若胃窦黏膜残留,行胃窦黏膜切除重新缝合残端或行迷走神经切断术,若为胃泌素瘤应做全胃切除。

(2)碱性反流性胃炎:多在胃切除术后数月至数年发生,由于 Billroth-Ⅱ 术式术后反碱性胆汁、胰液和肠液流入胃中,破坏胃黏膜屏障,导致胃黏膜充血、水肿、糜烂等改变。临床表现主要为上腹或胸骨后烧灼痛,呕吐胆汁样液体和体重减轻。抑酸药治疗无效,较为顽固。治疗可服用胃黏膜保护药,胃动力药及胆汁酸结合药物考来烯胺。症状严重者可行手术治疗,一般改行 Roux-en-Y 胃肠吻合,以减少胆汁反流入胃的机会。

(3)倾倒综合征:是胃大部切除术后主要并发症之一。由于胃大部切除术后,丧失了原有的幽门调节功能,加上部分病人吻合口过大,食后大量高渗液快速入肠,而引起血容量不足所致。根据进食后出现症状的时间可分为早期与晚期两种类型。①早期倾倒综合征发生在进食后半小时内,与餐后高渗性食物快速进入肠道引起肠道内分泌细胞大量分泌肠源性血管活性物质有关,加上渗透作用使细胞外液大量移入肠腔,病人可出现心悸、心动过速、出汗、乏力、面色苍白等一过性血容量不足表现,并伴有恶心、呕吐、腹痛腹泻等消化道症状。治疗主要采用饮食调整方法,即少食多餐、避免过甜食物、减少液体输入量并降低渗透浓度常可明显改善。症状不能缓解者以生长抑素治疗常可奏效。手术治疗应慎重,可改为 Roux-en-Y 胃肠吻合。②晚期倾倒综合征在餐后 2~4h 出现症状。主要表现为头晕、面色苍白、出冷汗、脉细弱甚至晕厥等。由于胃排空过快,含糖食物快速进入小肠,刺激胰岛素大量分泌,继而出现反应性低血糖综合征。饮食调整可控制症状,严重病例可用生长抑素奥曲肽 0.1mg 皮下注射,每日 3 次。

(4)残胃癌:溃疡病行胃大部切除术后 5 年以上,残余胃发生原发癌变称残胃癌。发生残胃癌多在 10~15 年,其发病率平均为 3%~5%。残胃癌的发生可能因胃切除术后胃酸缺乏,胆胰液反流入胃,引起反流性萎缩性胃炎伴肠上皮化生,以至发生癌变。Billroth-Ⅱ式术后较 Billroth-Ⅰ式术后残胃癌发生率高,好发部位以吻合口处为最多,其次为贲门部。胃切除术后 5 年出现消化道症状,应警惕残胃癌的可能,及时经内镜取胃黏膜活检明确诊断。手术是治疗残胃癌的重要方法,手术方式取决于病人首次手术的类型和全身情况及对手术的承受能力。

(5)贫血及营养障碍:胃大部切除术后胃容积减少,容易出现饱胀感,使得摄入量不足引起体重减轻,消化吸收不良。其术后体内维生素 B_{12}、叶酸、铁蛋白、内因子含量长期低于正常,含量分别为正常的 53%、46%、40% 和 37%,贫血发生率平均为 33%。胃大部切除术后胃酸严重缺乏,造成 Fe^{2+} 和阿朴铁蛋白结合成铁蛋白储存在肠黏膜细胞中的数量明显减少,这是引起机体缺铁,导致缺铁性贫血的主要原因。内因子对维生素 B_{12} 结合有重要影响,胃大部切除术后因子明显下降,使内因子维生素 B_{12} 结合物大量减少,从而发生维生素 B_{12} 代谢障碍,使其在回肠中的吸收显著下降,这是导致巨幼红细胞性贫血的主要原因。所以胃切除术后远期发生的贫血常为混合性贫血。胃大部切除术后,发生骨代谢障碍者约占 25%。分析原因为进食量及胃酸分泌减少,对脂肪不能耐受,小肠对钙与脂溶性维生素 D 吸收不良,机体为维持血钙水平将钙从骨中动员到血清中,长时间发展导致骨质疏松症。缺铁性贫血者应多吃含铁量高的食物,口服铁剂或肌内注射右旋糖酐铁注射液,如为巨幼红细胞性贫血,可注射维生素 B_{12}、叶酸制剂和维生素 C;骨质疏松者,应加强饮食调节,多食含钙食物,适当运动,增加日照机会等,此外,补充维生素 D、口服钙剂等措施亦很重要。

二、急性胃十二指肠溃疡穿孔

胃十二指肠急性穿孔是消化性溃疡的严重并发症。该病病情急,发展快,严重者可危及生命,因此需要紧急处理。近年来随着高效的抗酸药物以及抗幽门螺杆菌的治疗,溃疡穿孔的发生率有所下降,但临床还是比较常见。

【病因及病理】

胃十二指肠穿孔可分为游离穿孔与包裹穿孔。游离穿孔时,胃及十二指肠内容物流入腹膜腔,引起弥漫性腹膜炎;包裹性穿孔同样形成侵蚀胃或十二指肠壁全层的溃疡孔洞,但为邻近的脏器或大网膜包裹。90%的十二指肠穿孔发生在球部前壁,而胃溃疡穿孔则60%发生在胃小弯,40%分布于胃窦部及其他部位。急性穿孔后,胃酸,胆汁,胰液等刺激性消化液引起化学性腹膜炎。导致剧烈腹痛和腹腔大量渗出;6~8h后细菌开始繁殖并逐渐转化为化脓性腹膜炎,病原菌以大肠埃希菌,链球菌多见。由于强烈的化学刺激,细胞外液的丢失及细菌毒素吸收可引起休克。

【诊断】

1.症状与体征

胃、十二指肠急性穿孔患者中多有溃疡病史,并在穿孔前常有溃疡病症状加重及复发的表现。穿孔多在夜间或饱食后发生,腹痛是溃疡病穿孔的最突出症状。穿孔发生时,患者突然感觉上腹部剧烈疼痛,呈持续性刀割样或撕裂样剧痛,可阵发性加剧,部分患者疼痛可放射至右肩。当渗出物沿有结肠旁沟向下流注时可有右下腹痛。可伴有恶心,呕吐。穿孔可引起病人烦躁不安、面色苍白、四肢厥冷、心悸、出汗、体温下降、脉搏细弱增快、血压下降等休克症状。当腹腔内渗出液增多时,稀释了流入腹腔的胃内容物,以上各种症状可有不同程度的缓解,腹痛和腹肌紧张有所减轻,休克症状亦自行好转,但压痛仍很明显。6~8h患者出现化脓性腹膜炎,腹痛可再次加重,可进入腹膜炎晚期,出现寒战、高热,甚至发生中毒性肠麻痹、败血症、脓毒血症,最终因中毒性休克而死亡。老年及体弱患者对穿孔的反应及耐受性与青壮年患者不同。其腹痛症状不太明显和剧烈,但呕吐、腹胀较重,容易休克,病情发展较快,预后差。

查体时患者表情痛苦,仰卧微屈膝,不愿移动,腹式呼吸减弱或消失,全腹压痛,反跳痛及肌紧张,呈"板状腹"。尤其右上腹最明显。叩诊肝浊音界减小或消失,可有移动性浊音。听诊肠鸣音弱或消失。病人发热,白细胞计数增加,立位腹平片可见膈下游离气体。

2.影像学检查

既往有溃疡病史,突发上腹或右上腹剧痛并迅速扩展为全腹,伴有腹膜刺激征等消化道穿孔典型表现,结合影像学检查膈下游离气体,诊断性腹腔穿刺抽出液含胆汁或食物残渣,可做出诊断,并须与急性胆囊炎、胰腺炎及阑尾炎鉴别。

【治疗】

1.非手术治疗

适应证包括①一般情况良好,临床表现轻,腹膜炎体征趋于局限或穿孔超过24h腹膜炎局限者;②空腹穿孔;③不属于顽固性溃疡,不伴有溃疡出血、幽门梗阻、可疑癌变等情况;④全身条件差,难以耐受麻醉与手术者。包括禁食水、胃肠减压,应用抗生素、质子泵抑制药以及加强营养支持等。期间应严密观察症状和体征变化,6~8h腹痛减轻或缓解,腹膜炎体征范围缩小是非手术方法治疗有效的表现;若腹部体征未见好转或加重,应考虑中转手术。切不可因一味保守治疗而耽误了手术时机,导致感染加重甚至休克。注意胃肠减压引流情况,如果引流量突然减少,应及时调整胃肠减压管,确保其通畅,胃液的蓄积会加重对穿孔处的刺激,极有可能影响非手术治疗效果。禁食期间,要注意水、电解质平衡,出现紊乱及时纠正。非手术治疗少数病人可出现膈下脓肿或腹腔脓肿。痊愈的病人应胃镜检查排除胃癌,根治幽门螺杆菌并采用制酸药治疗。

2.手术治疗

仍为胃十二指肠溃疡穿孔的主要治疗方法。

(1)单纯穿孔修补术:适应证为①对于年老体弱或有较严重的合并症,不能耐受较复杂的手术患者;②穿孔时间长(>8h),局部化脓,感染重,高度水肿者;③术中见穿孔小,周边无硬结,患者年轻,无慢性溃疡病史者;④有中毒性休克,生命危险者。进行单纯修补术后,配以内科药物有效治疗溃疡病,术后注意饮食调养,穿孔修补术仍不失为一种有价值的术式。对年龄大,合并症多,心肺功能不好,腹腔污染严重者尽量缩短手术时间为宜,而行单纯穿孔修补缝合加术后正规的抗 Hp 治疗是一种较理想的治疗方案。

(2)彻底性溃疡手术:优点是一次同时解决了穿孔和溃疡两个问题,如果病人一般情况良好,胃十二指肠溃疡穿孔在 8h 内,或超过 8h 但腹腔污染不重;慢性溃疡特别是胃溃疡病人,曾行内科治疗,或治疗期间穿孔;十二指肠溃疡穿孔修补后再穿孔,有幽门梗阻或出血病史者可行彻底性溃疡手术。

彻底性溃疡手术包括胃大部分切除外,对十二指肠溃疡穿孔可选用穿孔修补加高选择性迷走神经切断术。但因操作复杂耗时,手术风险加大,对于休克,化脓性腹膜炎或合并其他严重疾病者不宜。

三、胃十二指肠溃疡大出血

【病因与病理】

出血是消化性溃疡最常见的并发症,十二指肠溃疡并发出血的发生率略高于胃溃疡。大出血主要见于慢性溃疡,一般位于十二指肠球部后壁或胃小弯处。出血的量及程度取决于被侵蚀的血管,动脉呈搏动性喷射,而静脉出血则较为缓慢。出血是溃疡病活动的表现,当情绪紧张、过度疲劳、饮食不当及服用非甾体抗炎药时均可诱发消化性溃疡活动并出血,且均好发于男性,其原因可能为男性嗜好烟酒有关及社会心理压力较女性大有关。

【诊断】

1.症状与体征

上消化道出血是临床上常见的急重症,上消化道出血的主要症状取决于出血的速度和量的多少,主要包括呕血和黑粪以及由于大量出血而引起的全身症状。如果出血很急,量很多,则既有呕血又有便血;由于血液在胃内停滞的时间短,呕血多为鲜血;因肠道蠕动加快,便血也相当鲜红。反之,出血较慢,量较少,则出现黑粪,而很少出现呕血。由于血液在胃肠道内存留的时间较长,经胃液及肠液的作用,便血常呈柏油便。幽门以下出血时常以黑粪为主,而幽门以上出血则引起呕血,并伴有黑粪,量小时可不引起呕血。十二指肠出血量较多时,部分血反流至胃内,亦可引起呕血。胃管内抽取物,如为鲜红色或咖啡色物或隐血实验阳性可诊断为消化道出血。有尿素氮升高时提示上消化道出血。

2.实验室与影像学检查

呕血或黑粪(便血)肉眼可确定或实验室检查可表现为隐血(+)。血红蛋白、红细胞计数、血细胞比容可估计出血程度。血浆胃蛋白酶原增高,有利于溃疡病出血的诊断。纤维胃十二指肠镜检查安全可靠,是当前首选的诊断方法。如果没有严重的伴发疾病,血流动力学相对稳定,患者应在住院后立即行纤维胃十二指肠镜检查,也可在 6～12h 进行,检查越及时,阳性检出率越高,一般达 80%～90%。选择性动脉造影,胃管或三腔二囊管也可用于诊断或治疗上消化道出血。

【治疗】

临床表现具有低血容量休克时,首先建立两条静脉通路,十分重要的是建立一条够大的通道,例如经颈内静脉或锁骨下静脉达上腔静脉之途径,以便监测中心静脉压。先滴注平衡盐溶液及血浆代用品,备够可能需要的全血或红细胞。留置尿管观察每小时尿量。有条件应给予患者血压、脉搏、血氧饱和度监测,或每 15～30min 测定血压、脉率,并观察周围循环情况,作为补液,输血的指标。强调不要一开始单独输血而不输液,因为患者急性失血后血液浓缩,血较黏稠,此时输血并不能更有效地改善微循环的缺血、缺氧状态。因此主张先输晶体后输胶体,或者紧急时输液、输血同时进行。如果在输入平衡盐溶液 1500～2000mL 血压和脉搏仍不稳定,说明失血量大或存在继续出血,此时除了继续输平衡盐溶液,还应同时输注全血、血浆等。当收缩压在 50mmHg 以下时,输液、输血速度要适当加快,甚至需加压输血,以尽快把收缩压升高至 80～90mmHg 水平,脉率在 100/min 以下。血压能稳住则减慢输液速度。输入库存血较多时,每 600mL 血应静脉补充葡萄糖酸钙溶液 10mL。对肝硬化或急性胃黏膜损害的患者,尽可能采用新鲜血。临床应用的电解质溶液与胶体溶液的比例以(3～4):1 为宜,只要保持血细胞比容不低于 30%,大量输入平衡盐溶液以补充功能性细胞外液丧失和电解质,是有利于抗休克治疗的。如血小板<50×10^9/L,或长期服用阿司匹林者则应输入血小板。凝血功能障碍者应输入新鲜血浆。

抑酸药物如 H_2 受体拮抗药和抗酸药在上消化道出血发病中起重要作用,因为抑制胃酸分泌及中和胃酸可达到止血的效果。H_2 受体拮抗药包括西咪替丁及雷尼替丁、法莫替丁等,已在临床广泛应用。去甲肾上腺素可以刺激 $α_2$ 肾上腺素能受体,使血管收缩而止血。胃出血时可用去甲肾上腺素 8mg,加入冷生理盐水 100～200mL,经胃管灌注或口服,每 0.5～1h 灌注 1 次,必要时可重复 3～4 次,也可注入凝血酶等药物。应激性溃疡或出血性胃炎避免使用。在内镜检查时,对看到的活动性出血部位,或在溃疡基底的血管,可经内镜下直接对出血灶喷洒止血药物,如孟氏液或去甲肾上腺素,一般可收到立即止血的效果,或者采用高频电凝止血、激光止血方法。也可经内镜用稀浓度即 1/10000 肾上腺素做出血灶周围黏膜下注射,使局部血管收缩,周围组织肿胀压迫血管,起暂时止血作用。继之局部注射硬化剂如 1%+四烃基硫酸钠,使血管闭塞。条件允许可经内镜直视下放置缝合夹子,把出血的血管缝夹止血,伤口愈合后金属夹子会自行脱落,随粪便排出体外。该法安全、简便、有效,可用于消化性溃疡出血,特别对小动脉出血效果更满意。出血的动脉直径>4mm,不宜采用内镜止血。如果病人的年龄在 45 岁以上,病史较长,多系慢性溃疡,这种出血很难自止,经过初步处理,待血压,脉率有所恢复后,应早期手术。有如下表现的也应手术治疗:①出血后迅速出现休克或反复呕吐者;②在 6～8h 输血 600mL 或 24h 内需要输血 2500mL 以上,而血压、脉率仍不稳定或止血后再次发生者;③年龄 50 岁以上,伴有动脉硬化者;④曾反复大出血,特别是近期反复出血者;⑤住院治疗期间发生出血后又需再次输血者;⑥慢性十二指肠后壁或胃小弯溃疡出血,可能来自较大动脉,不易止血者;手术可采用胃大部分切除术,切除出血的溃疡是防止再出血最可靠的办法。出血点缝扎,迷走神经切断术创伤程度比胃大部切除术小,适用于年老体弱,或有重要器官功能不全的病人。倘若十二指肠溃疡位置低,靠近胆总管或已穿入胰头,或溃疡周围有严重炎症、瘢痕,常使切除有困难,可切开十二指肠球部前壁,缝扎溃疡面的出血点,并在十二指肠上下缘结扎胃十二指肠动脉和胰十二指肠动脉,再做旷置溃疡的胃大部切除术。

四、胃十二指肠溃疡瘢痕性幽门梗阻

胃十二指肠溃疡病人因幽门管溃疡、幽门溃疡或十二指肠球部溃疡反复发作形成瘢痕狭窄,合并幽门痉挛水肿可以造成幽门梗阻。

【诊断及鉴别诊断】

1.症状与体征

主要表现为腹痛和反复发作的呕吐。病人最初有上腹胀,不适等表现,伴嗳气,恶心呕吐。呕吐多发生在下午或晚间,呕吐量大,一次可达 1000～2000mL,呕吐物含有宿食及明显酸臭味,不含胆汁。呕吐后腹胀明显缓解。常有少尿、便秘、贫血等慢性消耗表现。查体时患者有营养不良、消瘦明显、皮肤干燥、弹性消失,上腹可见胃型及由左向右的蠕动波,上腹部可闻及振水音。

2.影像学检查

根据长期溃疡病史,特征性呕吐和体征,即可诊断幽门梗阻。X 线钡剂检查有助于诊断,正常人胃内钡剂 4h 排空,如 6h 尚有 1/4 钡剂存留者,提示胃潴留,24h 仍有钡剂存留者,提示有瘢痕性幽门梗阻。胃镜检查可确定诊断并明确梗阻原因。此并发症须与痉挛水肿型幽门梗阻、十二指肠球部以下梗阻性病变及胃窦部与幽门部癌引起的梗阻相鉴别。

【治疗】

瘢痕性幽门梗阻是外科手术治疗的绝对适应证。术前需要禁食水、胃肠减压、温生理盐水洗胃以减轻胃壁水肿,直至胃液澄清。纠正贫血、低蛋白血症、改善营养状态。维持水和电解质平衡、纠正脱水、低钾低氯性碱中毒。手术的目的在于解除梗阻,消除病因。术式以胃大部切除为主,也可行迷走神经于切除加胃窦部切除术。如患者高龄,全身状况极差,不能耐受较大手术或合并严重内科疾病者可行胃空肠吻合加迷走神经切断术治疗。

第四节　急性胃扭转

一、概述

胃扭转不常见,其急性型发展迅速,诊断不易,常延误治疗;而其慢性型的症状不典型,也不易及时发现,故有必要对胃扭转有一扼要的了解。

二、病因学

1.新生儿胃扭转

是一种先天性畸形,可能与小肠旋转不良有关,使胃脾韧带或胃结肠韧带松弛而致胃固定

不良,多数可随婴儿生长发育而自行矫正。

2.成年人胃扭转

多数存在解剖学因素,在不同的诱因激发下而致病。胃的正常位置主要依靠食管下端和幽门部的固定,肝胃韧带和胃结肠韧带、胃脾韧带也对胃大、小弯起了一定的固定作用。较大的食管裂孔疝、膈疝、隔膨出以及十二指肠降段外侧腹膜过度松弛,使食管裂孔处的食管下端和幽门部不易固定。此外,胃下垂和胃大、小弯侧的韧带松弛或过长等,均是胃扭转发病的解剖学因素。

3.疾病因素

急性胃扩张、急性结肠气胀、暴饮暴食、剧烈呕吐和胃的逆蠕动等可以成为胃的位置突然改变的动力,故常是促发急性型胃扭转的诱因。胃周围的炎症和粘连可牵扯胃壁而使其固定于不正常位置而出现扭转,这些病变常是促发慢性型胃扭转的诱因。

三、临床表现

急性胃扭转起病较突然,发展迅速,其临床表现与溃疡病急性穿孔、急性胰腺炎、急性肠梗阻等急腹症颇为相似,与急性胃扩张有时不易鉴别。起病时均有骤发的上腹部疼痛,程度剧烈,并牵涉至背部。常伴频繁呕吐和嗳气,呕吐物中不含胆汁。如为胃近端梗阻,则为干呕。此时拟放置胃肠减压管,常不能插入胃内。体检见上腹膨胀而下腹平坦。如扭转程度完全,梗阻部位在胃近端,则有上述上腹局限性膨胀、干呕和胃管不能插入的典型表现。如扭转程度较轻,临床表现很不典型。腹部 X 线平片常可见扩大的胃阴影,内充满气体和液体。由于钡剂不能服下,胃肠 X 线检查在急性期一般帮助不大,急性胃扭转常在手术探查时才能明确诊断。

慢性胃扭转多系部分性质,也无梗阻,可无明显症状,或其症状较为轻微,类似溃疡病或慢性胆囊炎等慢性病变。胃肠钡剂检查是重要的诊断方法。系膜轴扭转型的 X 线表现为双峰形胃腔,即胃腔有两个液平面,幽门和贲门处在相近平面。器官轴扭转型的 X 线表现有胃大、小弯倒置和胃底液平面不与胃体相连等。

四、治疗

急性胃扭转必须施行手术治疗,否则胃壁血液循环可受到障碍而发生坏死。如能成功地插入胃管,吸出胃内气体和液体,待急性症状缓解和进一步检查后再考虑手术治疗。在剖开腹腔时,首先看到的大都是横结肠系膜后面的绷紧的胃后壁。由于解剖关系的紊乱以及膨胀的胃壁,外科医师常不易认清其病变情况。此时宜通过胃壁的穿刺将胃内积气和积液抽尽,缝合穿刺处,再进行探查。在胃体复位以后,根据所发现的病理变化,如膈疝、食管裂孔疝、肿瘤、粘连带等,予以切除或修补等处理。如未能找到有关的病因和病理机制者,可行胃固定术,即将脾下及至胃幽门处的胃结肠韧带和胃脾韧带致密地缝到前腹壁腹膜上,以防扭转再度复发。

部分胃扭转伴有溃疡或葫芦形胃等病变者,可行胃部分切除术,病因处理极为重要。

术前要注意水、电解质失衡的纠正。术后应持续进行胃肠减压数天。

第三章　小肠疾病

第一节　肠梗阻

肠腔内容物正常运行和通过发生障碍时,称肠梗阻。为腹部外科常见疾病,若未得到及时合理的治疗,往往危及患者的生命。

一、病因

1.机械性肠梗阻

由于肠管受压、肠壁病变、肠腔内堵塞,引起肠腔狭小所致,常见于肠道先天性异常、炎症、肿瘤、肠内蛔虫团、绞窄性疝,以及肠套迭、肠扭转、粘连带压迫或牵拉等。

2.动力性肠梗阻

并无器质性肠腔狭窄,而属肠壁肌肉运动紊乱。

二、临床表现

虽依梗阻原因、部位、程度、发展急缓等而异,但多有腹痛、腹胀、呕吐、肛门停止排便排气。

1.腹痛

单纯性肠梗阻为阵发性绞痛;绞窄性肠梗阻多为持续性腹痛有阵发性加剧,麻痹性肠梗阻则为持续性胀痛。

2.呕吐

起病初期为反射性呕吐,以后为肠内容物逆流入胃呕吐。高位小肠梗阻,呕吐出现较早而频繁;低位小肠梗阻,呕吐迟而次数少,常一次吐出大量粪样物;由于回盲瓣有阻止结肠内容物反流入小肠的功能,因此结肠梗阻时呕吐较轻或无呕吐。

3.腹胀

其程度与梗阻部位及性质有密切关系。高位小肠梗阻由于频繁呕吐无明显腹胀,低位小肠梗阻则呈全腹胀,结肠梗阻多为周边性腹胀,绞窄性肠梗阻表现为不对称的局限性腹胀,麻痹性肠梗阻腹胀显著,并为均匀性腹胀。

4.肛门排便、排气停止

急性完全性肠梗阻者有此症状,但因梗阻部位以下肠段常积蓄气体和粪梗,因此梗阻早期仍可有少量排便、排气;绞窄性肠梗阻如肠套叠、肠系膜血栓形成等,尚可排出血性黏液便。

5.休克

早期单纯性肠梗阻病人,全身情况无明显变化,后可出现脉搏细速、血压下降、面色苍白、眼球凹陷、皮肤弹性减退,四肢发凉等征象。

三、诊断

1.是否有肠梗阻存在

根据腹痛、呕吐、腹胀、肛门停止排便和排气，以及肠鸣音变化与 X 线检查，肠梗阻的诊断一般不难。但在临床上仍有将内科疾病(急性胃肠炎、暴发性食物中毒、心绞痛、过敏性紫癜等)当成机械性肠梗阻而施行手术导致病人死亡的案例，须加注意。

2.是机械性梗阻还是麻痹性梗阻

前者多须手术，后者常不必手术，故鉴别十分重要。诊断机械性肠梗阻的主要依据是，阵发性腹痛，伴有肠鸣音亢进，腹部透视见扩大的肠腔内有液平面；诊断麻痹性肠梗阻的主要依据是：持续性腹胀痛、肠鸣音消失、多有原发病因存在，X 线检查见全部小肠和结肠都均匀胀气。但要注意以下两种情况：一种是机械性梗阻没有经过合理处理，梗阻上段的肠管肌肉过度扩张，终至麻痹，因而临床表现为腹痛渐渐减轻腹胀则有增加，肠鸣音减弱或消失；另一种是梗阻上段肠管坏死穿孔，阵发性的腹痛可能因此减轻，其形成的腹膜炎也会引起继发性的肠麻痹，掩盖了原先的机械肠梗阻。继发于机械性肠梗阻的肠麻痹和原发的麻痹性肠梗阻的鉴别，主要靠详细询问病史，如果病人发病之初有阵发性腹绞痛，并自觉腹内有很响的肠鸣音，以后腹痛转为持续性胀痛、腹内响声随之消失，就可诊断为继发于机械性肠梗阻的肠麻痹。

3.是单纯性梗阻还是绞窄性梗阻

两者鉴别的重要性在于，绞窄性肠梗阻预后严重，必须手术治疗，而单纯性肠梗阻则可先用非手术治疗。有下列临床表现者应怀疑为绞窄性肠梗阻：①腹痛剧烈，发作急骤，在阵发性疼痛间歇期，仍有持续性腹痛；②病程早期即出现休克，并逐渐加重，或经抗休克治疗后，改善不显著；③腹膜刺激征明显，体温、脉搏和白细胞计数在观察下有升高趋势；④呕吐出或自肛门排出血性液体，或腹腔穿刺吸出血性液体；⑤腹胀不对称，腹部可触及压痛的肠袢。通常根据上述特点，绞窄性肠梗阻与单纯性肠梗阻的鉴别没有多大困难，但有时也有肠绞窄而临床表现不突出，以致未能及时手术，造成肠坏死、腹膜炎者，此种情况最常见于粘连索带引起的肠壁切压坏死，以及仅有肠壁部分绞窄的 Richter 嵌顿性疝，因此单纯性肠梗阻经短时间非手术治疗，腹痛仍不减轻者，应考虑施行剖腹探查术。

4.是小肠梗阻还是结肠梗阻

因为结肠梗阻可能为闭袢性，治疗上胃肠减压效果多不满意，需尽早手术，故鉴别甚为重要。高位小肠梗阻，呕吐出现较早而频繁，水、电解质与酸碱平衡失调严重，腹胀不明显；低位小肠梗阻，呕吐出现晚，一次呕吐量大，常有粪臭味，腹胀明显。结肠梗阻的特点是，腹痛常不显著，腹胀较早出现并位于腹周围，呕吐发生很迟，X 线检查结肠内胀气明显，且在梗阻处突然中止，钡灌肠可见梗阻部位。

5.是部分性还是完全性肠梗阻

部分性梗阻者，病情发展较慢，有排便、排气；完全性梗阻，病情发展快而重，多无排便、排气。

6.梗阻的原因

有时难以确定，应根据年龄、病史、症状、体征、辅助检查等综合分析。新生儿肠梗阻，多为先天性肠道畸形所致；2 岁以下幼儿，肠套叠常是梗阻原因；儿童有排虫史、腹部可摸到条索状团块者,应考虑为蛔虫性肠梗阻;青年人在剧烈运动后诱发的绞窄性肠梗阻,可能是小肠扭转;老年人的单纯性梗阻,以结肠癌或粪块堵塞多见。此外,应详细检查疝的好发部位,看有无嵌顿性疝;曾有手术、外伤或腹腔感染史者,多为粘连性肠梗阻所引起;有心脏病,应考虑肠系膜血管栓塞。

四、治疗

1.一般性治疗

在强调全身性治疗的同时,各种类型肠梗阻的治疗原则如下。

(1)单纯机械性肠梗阻,先用非手术治疗6～12h,若病情不能缓解或有绞窄者,则改用手术疗法。

(2)麻痹性或痉挛性肠梗阻,宜用非手术疗法,同时治疗其原发病(腹膜炎所致的麻痹性肠梗阻,应酌情决定是否需要手术)。

(3)绞窄性肠梗阻,必须紧急手术治疗。

(4)结肠梗阻,除粪块堵塞或乙状结肠扭转早期可非手术治疗外,由于回盲瓣的作用,梗阻属于闭袢性,需尽早手术。

2.非手术疗法

适用于动力性肠梗阻、单纯机械性肠梗阻,以及绞窄性肠梗阻的术前准备。主要措施如下。

(1)禁食,包括禁水及禁服药。

(2)胃肠减压。

(3)纠正水、电解质与酸碱平衡失调。

(4)注射抗生素以防治腹腔感染。这对绞窄性肠梗阻尤为重要。

(5)忌用咖啡,对痉挛性或某些单纯性肠梗阻患者,可用阿托品等药解除疼痛。

(6)用生理盐水或肥皂水500mL灌肠,对于老年人由粪块引起的结肠梗阻有效。

3.手术疗法

目的是去除肠梗阻的病因,如粘连松解、切除病变肠段等,以恢复肠道的通畅。

(1)绞窄性肠梗阻。

(2)单纯机械性肠梗阻非手术疗法无效者。

(3)必须手术解除梗阻病因,如新生儿肠闭锁、肛门直肠闭锁,以及肿瘤等所致肠梗阻者。

第二节　肠系膜血管缺血性疾病

肠系膜血管缺血性疾病通常可以分为:急性肠系膜上动脉闭塞、非闭塞性急性肠缺血、肠系膜上静脉血栓形成、慢性肠系膜血管闭塞缺血四种情况。

一、急性肠系膜上动脉闭塞

急性肠系膜上动脉闭塞是肠缺血最常见的原因,可以由栓子的栓塞或动脉有血栓形成引起。两者的发生率相近,分别为55%与45%。肠系膜动脉发生急性完全性闭塞而导致肠管急性缺血坏死,多发生于老年人。

【病因与病理】

多数栓子来源于心脏,如:来自风湿性心脏病与慢性心房纤颤的左心房,急性心肌梗死后的左心室或以往心肌梗死后形成的壁栓,心内膜炎,瓣膜疾病或瓣膜置换术后等;也可来自自行脱落的或是经心血管导管手术操作引起的脱落,偶有原因不明者。肠系膜上动脉从腹主动脉成锐角分出,本身几乎与主动脉平行,与血流的主流方向一致,因而栓子易进入形成栓塞。急性肠系膜上动脉血栓形成几乎都发生在其开口原有动脉硬化狭窄处,在某些诱因如充血性心力衰竭、心肌梗死、失水、心排血量突然减少或大手术后引起血容量减少等影响下产生。偶也可由夹层主动脉瘤,口服避孕药,医源性损伤而引起。

栓子通常堵塞在肠系膜上动脉自然狭窄部,如在空肠第1支的远端结肠中动脉分支处,或是更远的部分。而血栓形成都发生在肠系膜上动脉的第1cm动脉粥样硬化部分。不论是栓子或血栓形成,动脉被堵塞后,远端分支即发生痉挛。受累肠管呈苍白色,处于收缩状态。肠黏膜不耐受缺血,急性肠系膜动脉闭塞10min后,肠黏膜的超微结构即有明显改变,缺血1h后,组织学上的改变即很清楚。黏膜下水肿,黏膜坏死脱落。急性缺血的初期,肠平滑肌收缩,其后因缺血而松弛,血管痉挛消失,肠壁血液瘀滞,出现发绀、水肿,大量富含蛋白质的液体渗至肠腔。缺血后短时间内虽然病理生理改变已很明显,但如果动脉血流恢复,小肠仍可具有活力,不过将有明显的再灌注损伤。缺血继续长时间后,肌肉与浆膜将坏死,并出现腹膜炎,肠管呈发绀或黯黑色,浆膜呈潮湿样,易破有异味,肠腔内细菌繁殖,毒性产物被吸收,很快因中毒与大量液体丢失而出现休克与代谢性酸中毒。血管闭塞在肠系膜上动脉出口处,可引起Treitz韧带以下全部小肠及右半结肠的缺血坏死,较少见。较常见的部位是在结肠中动脉出口以下,也可引起Treitz韧带和回盲瓣之间的大部分小肠坏死。闭塞愈靠近主干远端,受累小肠范围愈小。

当轻度缺血得到纠正后,肠黏膜将再生,新生的容貌形状不正常,有萎缩,并有暂时性的吸收不良,后渐恢复,部分坏死的肠组织将是瘢痕愈合以后出现小肠节段性狭窄。

【诊断】

1.症状与体征

肠系膜上动脉栓塞或血栓形成都会造成缺血,故两者的大多数临床表现相同。病人以往有冠心病史或有心房纤颤,多数有动脉硬化表现。在栓塞病人,有1/3曾有肢体或脑栓塞史,由于血栓形成的病状不似栓塞急骤,仅1/3病人在发病后24h内入院,而栓塞病人90%在1d以内就医。

剧烈的腹部绞痛是最开始的症状,难以用一般药物所缓解,可以是全腹性也可是脐旁、上腹、右下腹或耻骨上区,初由于肠痉挛所致,其后有肠坏死,疼痛转为持续,多数病人伴有频繁呕吐,呕吐物为血水样。近1/4病人有腹泻,并排出黯红色血液,病人的早期症状明显、严重,然腹部体征与其不相称,是急性肠缺血的一特征。开始时腹软不胀,轻压痛,肠鸣音存在,其后腹部逐渐膨胀,压痛明显,肠鸣音消失,出现腹膜刺激的征象,说明已有肠坏死发生,病人很快出现休克现象。

2.辅助检查

化验室检查可见白细胞计数在 20000 以上,并有血液浓缩和代谢性酸中毒表现。腹部 X 线平片难以明确有肠缺血的现象,在早期仅显示大肠和小肠有中等或轻度胀气,当有肠坏死时,腹腔内有大量积液,平片显示密度普遍增高。腹部选择性动脉造影对本病有较高的诊断价值,它不但能帮助诊断,还可鉴别是动脉栓塞,血栓形成或血管痉挛。动脉栓塞多在结肠中动脉开口处,造影剂在肠系膜上动脉开口以下 3～8cm 处突然中断,血栓形成则往往在肠系膜上动脉开口处距主动脉 3cm 以内出现血管影中断。小栓子则表现在肠系膜动脉的分支有闭塞现象。有时还可发现肾动脉或其他内脏动脉有阻塞。血管痉挛显示为血管影有缩窄但无中断。血管造影明确病变的性质与部位后,动脉导管可保持在原位上给予血管扩张药如罂粟碱、苄胺唑啉等以解除栓塞后引起的血管痉挛,并维持至手术后,药物结合取栓术或栓塞病变治疗后,可有利于提高缺血肠的成活率,术后还可利用这一导管再次造影以了解肠系膜血管循环的状况。

【治疗】

急性肠系膜缺血病人的早期诊断较为困难,当明确诊断时,缺血时间已长,肠已有坏死,同时病人有较严重的心脏病,给治疗带来更多的风险。虽然,当代多主张采用积极的放射介入或手术治疗,但总的效果仍不佳。

在对病人一般情况及心脏情况予以诊断及处理后,即进行选择性动脉造影,如发现有栓塞及血管痉挛时,可经动脉导管灌注罂粟碱,也可灌注溶栓药如尿激酶、链激酶以溶解栓子,有报道应用经皮血管腔内气囊成形术者,但效果都不肯定,仅有少数早期病人经治疗后可获得疗效,这些治疗方法虽有发展的前景,但当前仍是以手术治疗为主,特别是病人已出现腹膜刺激症状时则更不宜等待。剖腹探查发现栓塞位于一个分支或主干的远端,肠管缺血的范围不大,并已出现坏死现象时,则可进行部分肠切除吻合术。

如果动脉主干已栓塞,累及全部小肠及右半结肠,肠管虽有充血但未肯定已坏死时,应立即将主干游离切开取栓并清除远端血凝块。如为血栓形成则需要做血管内膜切除术,清除血栓直至上下段均有血液通畅地流出,动脉切开部以自体静脉做片状移植修补。如栓塞段甚长,取栓后仍无血液流出或不畅,则可应用自体大隐静脉做腹主动脉或髂动脉与栓塞以下通畅的肠系膜血管之间进行搭桥手术。在进行血管手术前应从静脉给予肝素以防闭塞部远端血管有血栓形成,同时在手术时可在肠系膜上动脉主干周围直接在闭塞部下方的动脉内直接注入血管扩张药,以解除已存在的血管痉挛。

经探查后,肠系膜上动脉主干阻塞,且累及的肠管已坏死,范围虽大也只能将坏死肠切除,吻合剩余肠恢复胃肠道的通畅,切除缘必须保证血供良好,以免术后发生肠瘘。术后按短肠综合给予积极治疗。

为了解血液恢复后肠襻的活力,除观察肠管颜色、蠕动及肠系膜缘动脉搏动外,还可用荧光探测局部有无血液循环。从周围静脉内注射 1g 荧光素钠后,于暗室中通过紫外线光观察肠管,局部如发黄色荧光则有血循环存在,肠管有活力。应用多普勒超声测定肠系膜血管也是一种常用的方法,其他尚有肠肌的肌电测定,^{99m}Tc 标记白蛋白检测,肠管表面氧检测,一级红外线体积描记图等,但均需有特殊设备与时间。当不能完全肯定肠是否仍有活力,需将远近段肠管提出腹外造瘘，也可将肠管纳入腹腔关闭，术后供氧纠正血浆容量，应用强心药提高心排血量，从选择性肠系膜上动脉导管灌注血管活性药物，以扩张血管增加血流量，并在术后 $24\sim36h$ 再次剖腹观察肠管情况，当可确定肠管是否存活。再次剖腹应决定于第 1 次手术结束时而不是在术后再作考虑，术后疼痛、压痛与肠麻痹将掩盖肠坏死的表现。因此，当再次剖腹一经决定必须按时实行，以确保及时处理已坏死的肠管，增加病人的安全性。

急性肠栓塞病人术后的监测、治疗甚为重要，尿量、中心静脉压、肺动脉楔压、动脉血气分析，水、电解质等的测定如有异常均需及时加以纠正，预防心力衰竭的发生。手术前后需应用合适的抗生素防治感染。如原已置有动脉导管者可经导管继续给予抗凝药与血管扩张药，并在 24h 后造影观察血管是否通畅。在未放置导管者，术后宜立即给予肝素以防再发生栓子与肠系膜血管术后栓塞。也有学者不赞成用肝素以防肠管出血而应用低分子右旋糖酐。这类病人术后宜较长时间应用华法林以减少再次发生栓子。

急性肠系膜上动脉闭塞的预后较差，病死率在 85% 左右，栓塞病人为 75%～80%，而血栓形成病人为 96%～100%。积极的放射介入与外科治疗可改善预后，再次剖腹观察对减少这类病人的术后死亡率与并发症发生率有着积极意义。短肠综合征，再栓塞，肠外瘘，胃肠道出血，局限性狭窄是术后可发生的并发症。

二、非闭塞性急性肠缺血

在急性肠缺血病人中，有 20%～30% 的动脉或静脉主干上未发现有明显的阻塞，也有报道比例数可达 50%。

【病因与病理】

产生非闭塞性急性肠缺血的病因是一些间接引起广泛血管收缩的因素，心肌梗死、充血性心力衰竭、心律不齐、主动脉瓣闭锁不全，肝、肾疾病，休克，利尿引起的血液浓缩等都是潜在的诱因，可导致心排血量下降、低血容量、低血压，使肠管处于一种低灌压及低灌流状态。洋地黄是常用以治疗心脏疾患的药物，它可直接对肠系膜上动脉的平滑肌产生作用引起血管收缩，虽然内脏血管收缩通常是一种重要的生理代偿机制，但过度代偿会导致持久地血管收缩，甚至原有的刺激因素已经消除，血管收缩仍然存在。当血管内流体静力压小于血管壁的张力时，血管即塌陷，黏膜下层形成短路，绒毛顶部出现缺氧、坏死，继而累及黏膜及肠壁的深层。当前认为肾素-血管紧张素轴与血管加压素以及再灌注损伤是非闭塞性急性肠缺血的重要病理生理改变。

非闭塞性肠缺血的肉眼和显微镜所见与急性肠系膜动脉阻塞相似，但它的病变更为广泛，可累及整个结肠与小肠。然而有时缺血可呈片状或节段样。肠黏膜有广泛出血性坏死伴溃疡形成，黏膜下层血管内有大量红细胞沉积。

【诊断】

1.症状与体征

非闭塞性肠缺血的病人几乎全部发生在导致低血流、低灌注的疾病，如充血性心力衰竭、心肌梗死等其中的一种情况。临床表现与急性肠系膜上动脉闭塞相似，只是过程较缓慢，这类病人出现严重腹部不适、乏力，早期腹部检查结果与病人主诉的严重度不相符。当肠坏死发生后，腹部刺激症状甚为明显，伴有呕吐、休克，常有腹泻及血便，75% 的病人有白细胞计数增加，常有血液浓缩。

2.影像学检查

当这类存在着潜在诱因病人出现剧烈腹痛,腹部体征又不相符时,应考虑到有这一可能性。腹部 X 线平片仅能显示有肠麻痹。选择性造影是主要的诊断措施,肠系膜上动脉主干没有闭塞,而在中小分支中可能有散在的节段性狭窄,只表现有动脉硬化存在,在排除急性肠系膜动脉闭塞后可诊断本病。

【治疗】

治疗非闭塞性肠缺血的同时应找出诱因,对引起肠血管收缩的原因如充血性心力衰竭、心律不齐等加以处理,选择肠系膜上动脉造影甚为重要,不但可明确诊断,也是药物治疗的一个重要途径。在动脉主干为闭塞的情况下可以灌注罂粟碱、妥拉唑啉、胰高血糖素、前列腺素 I_2 等血管扩张药,是否需用抗凝药尚无定论。Boley 提出一次注射妥拉唑啉 25mg 后,接着用罂粟碱 30~60mg/h,能有较好的效果。经过非手术治疗后症状有好转时,可再次造影观察肠循环的情况,如循环有改变可继续进行药物治疗。在应用血管扩张药的同时,有作者建议加用持续硬脊膜外阻滞麻醉,以改善肠系膜血循环。还得重视对再灌注损伤的治疗,胃肠减压、输氧与抗生素也都是重要的辅助治疗措施。由于治疗较晚,诊断也不易确定,多数情况下,非手术治疗后腹部体征未能消失,仍须进行手术探查。手术探查的重点是坏死的肠管,肠系膜动脉搏动可触及,但小肠、结肠以致胃部可能有片状的坏死区,切除往往无法进行,局部在一段肠管的坏死可进行切除吻合,术后继续用肠系膜上动脉插管输注血管扩张药物,并重复造影以了解肠循环的情况,术时对切除端的活力有怀疑者,应考虑 24~36h 后再次剖腹探查。

由于本病是在严重的原发基础上发生的,发生后治疗又难以及时,并发症多,病死率可高达 80%~90%,积极重视低血流状态的发生与处理是预防本病的基础。

三、肠系膜上静脉血栓形成

肠系膜上静脉血栓形成于 1935 年为 Warren 等首先描述,其后逐渐被认识,大都为急性血栓形成,占急性肠缺血的 3%~7%。

【病因与病理】

急性肠系膜上静脉血栓形成有些是原因不明的,但多数是继发于其他一些疾病,最常见的是血液凝血病如真性红细胞增多症、抗凝血酶Ⅲ缺乏、C蛋白缺乏、镰形细胞病等,这类病人也常有其他部位静脉血栓形成。腹腔内感染、肝门静脉高压、钝性创伤或手术创伤、肾移植、脾切除等也都是其诱因,口服避孕药而引起静脉血栓形成的可能性也应引起重视。

静脉血栓通常是累及肠系膜静脉的分支与造成节段性肠缺血,但有可能血栓逐渐蔓延至肠系膜上静脉导致广泛系膜缺血。静脉血栓形成早期的病理改变为肠壁明显水肿、充血与黏膜下出血,肠腔内有血性液体,肠系膜也有充血水肿,腹腔内脏有血性渗出液,肠坏死的发展速度较急性动脉栓塞为缓慢。静脉血栓形成后,静脉反流滞留,可引起动脉痉挛与血栓形成,难以确定血栓形成原发在静脉还是动脉。

【诊断】

1.症状与体征

静脉血栓形成的症状为逐渐加重的腹部不适,腹胀、食欲缺乏与大便习惯改变,这些症状可持续 1～2 周,然后突发剧烈腹痛、呕吐,约 1/5 的病人可能有腹泻与血便,血便较动脉闭塞为多见。腹部检查可见腹胀、有压痛及肌紧张,也可有腹水。早期有肠鸣音活跃,以后肠鸣音减弱或消失。

2.辅助检查

白细胞计数增高并有血浓缩的现象。X 线腹部平片可见肠胀气,肠壁增厚及腹腔内积液的征象。腹腔穿刺可抽得血性液体。腹部超声波检查、CT 扫描、选择性肠系膜上动脉造影、核素扫描等虽可从各方面提供一些诊断依据,但最终还待手术探查确定。

【治疗】

结合病史及其他表现提示为本病后,即应积极进行准备及早手术,静脉血栓形成往往累及分支,因此坏死可能仅及一段肠管,但血栓有蔓延的可能,术后发生瘘的机会亦多,因此实施静脉切开取栓术的可能性极小。静脉切除的范围应广一些,包括含有静脉血栓的全部系膜。

术后易再有血栓形成,应进行抗凝治疗 3 个月。肠系膜静脉血栓形成经手术及抗凝治疗后,预后较动脉栓塞为好,病死率在 20％左右。

四、慢性肠系膜血管闭塞缺血

【病理】

动脉粥样硬化,管腔逐渐狭窄以致闭塞是慢性肠系膜血管闭塞的主要病因,有作者称之为肠绞痛或腹绞痛。虽然肠系膜动脉硬化在老年病人较常见,但发生慢性肠系膜血管闭塞症状者却不多,更不致发生肠坏死,主要是由于腹腔内脏有 3 条供应动脉,即腹腔、肠系膜上及肠系膜下动脉,互相之间有侧支循环形成。但如动脉硬化累及的范围较广,2～3 支均有病变时,将有血供应量不足,影响了胃肠道的消化功能而出现症状。内脏动脉有纤维肌层增生,腹部创伤或腹主动脉瘤累及腹腔、肠系膜动脉也可以产生慢性"肠绞痛",但甚为罕见。

【诊断】

1.症状与体征

本病多发生在中、老年人,并常伴有冠状动脉硬化、脑血管硬化、周围动脉闭塞疾病和主动脉瘤等。进食后出现弥漫性腹部绞痛,是肠绞痛的主要症状,餐后 15～30min 出现,2～3h 达到高峰,后逐渐消退,可向背部放射。腹痛的严重程度和时间长短与进食的量有关系。有时仅有饱胀或钝痛,有时则为剧烈绞痛伴恶心呕吐,症状呈进行性加重,发作日益频繁,病人因此而改变食物的种类,减少进食量,甚至出现恐食症不敢进食,尚可有肠胀气,便秘或腹泻,粪便量多且呈泡沫状,含有大量气体与脂肪。病人体重有明显下降,平均在 10kg 以上,常被疑有恶性肿瘤。症状持续数月或数年后病人可能发生急性肠系膜血栓形成和肠梗死,有作者认为 1/4 的急性肠梗死发生在慢性肠动脉闭塞的基础上。但慢性肠血管闭塞的病人将有多少发生闭塞则无法统计。

2.辅助检查

除营养不良外,体检和化验检查并无特殊点,虽在 60％～90％的病人上腹部可听到收缩期杂音,但无特异性,有时在正常人也可听到。腹部 X 线平片和钡剂造影、内镜检查、腹部超声检查与 CT 检查等对本病有特殊的诊断意义,但亦应与溃疡病、胆囊炎、胰腺炎、癌以及腹膜后肿瘤相鉴别。动脉造影是诊断本病的一项重要的检查,先进行腹主动脉造影,并应强调照侧位像一边观察位置向前的腹腔和肠系膜上动脉的出口处,后再分别进行腹腔动脉、肠系膜上动脉与肠系膜下动脉选择性动脉造影,以观察腹内 3 根主要动脉的硬化与侧支循环的情况,一般有 2 支动脉受累而侧支循环建立不多则将产生症状,但应注意的是动脉造影有诱发急性闭塞的可能,造影前后应加以预防,纠正血浓缩,给予血管扩张及 1～2 次常用剂量的抗凝药等。

【治疗】

症状轻的病人可以试用非手术治疗,给予血管扩张药物,静脉滴注低分子右旋糖酐,防止血浓缩,采取少量多次进餐,从静脉补充部分营养等。但如发现腹腔动脉或肠系膜动脉出口处有明显狭窄变化。病人一般情况较好时,应积极考虑手术治疗。因为手术不仅能解除肠绞痛,而且还可避免以后发生急性肠梗死的比例,但多数学者仍赞成先进行血管重建术,因急性肠梗死的治疗效果不佳。

血管重建手术可分为三类:①血管内膜剥脱术;②将肠系膜血管狭窄段切除,然后将该动脉植入腹主动脉;③应用自体静脉或人造血管跨越狭窄段行搭桥手术。三类手术中以第三类应用较多,手术操作较方便,效果亦较好,如肠系膜上动脉出口处有狭窄,可在肠系膜上动脉与腹主动脉间搭桥,为解决腹腔动脉开口处狭窄,可在脾动脉或肝动脉与腹主动脉间搭桥,或者将脾动脉游离后与腹主动脉壁做端侧吻合术。

第三节 小肠憩室病

小肠憩室疾病并不多见,根据憩室壁的组织解剖可分为真性与假性憩室,前者为小肠壁呈全层突出,而假性憩室不含肌层。也可分为先天性(如 Meckel 憩室)与获得性,获得性可分为原发性与继发性。原发性为肠黏膜从肠壁的软弱处疝出,继发性憩室多因邻近组织炎症牵扯所致,如十二指肠溃疡或胆囊炎引起十二指肠第一段的憩室。

小肠憩室中以十二指肠憩室最多,在胃肠道钡剂检查中,发现率可达 3%～7%,空肠、回肠憩室的发生率为 1%～3%,回肠段的 Meckel 憩室为 1%～2.5%,十二指肠憩室在另章中讨论。

一、空肠、回肠憩室

空肠、回肠憩室较少见,但空肠憩室较回肠憩室为多,且 2/3 为多发,以 60～70 岁男性为多。

【病理】

憩室壁多是肌层缺如,只含黏膜层及黏膜下层,且多见于老年人,故此病很可能为获得性而非先天性疾病,但发病原因尚不清楚,推测是由于肠腔内压力将黏膜层或黏膜下层推出而形成,也可能由于肠运动功能不协调所致。憩室一般发生在小肠的系膜缘,小血管穿通肠壁的肌层部位,1～25cm 直径不等,表现为囊性膨胀。

【诊断】

1.症状与体征

空、回肠憩室一般无症状,即使有些食欲缺乏、饭后上腹不适等表现也无特异性,只是在出现并发症时始引起病人的重视,其并发症如下。①憩室炎:当憩室较大,尤其是开口较窄,食物进入腔内而不易被排出,甚至有异物或肠石存留则可引起炎症,病人感有腹部定点疼痛,偶有腹泻发生。②憩室穿孔:憩室炎严重时可产生憩室壁穿孔出现腹膜炎、腹腔脓肿,也可继发肠外瘘或内瘘。③肠梗阻:因憩室周围炎粘连,肠扭转或套叠,或胀大的憩室压迫肠管而引起。④消化道出血:由憩室炎出现肠黏膜溃疡出血,多次反复发生,有时难以与其他原因引起的消化道出血鉴别。⑤盲襻综合征:由于憩室较大而出口较窄,其内可发生慢性细菌感染,继有吸收不良、维生素 B_{12} 缺乏等盲襻症状。

2.影像学检查

巨大的憩室或多发的憩室可经钡剂胃肠道检查而发生,甚至腹部平片亦可发现有散在的含气囊袋或有气液面的囊状。在有消化道出血症状时,选择性肠系膜动脉造影或 ECT 检查可显示病变所在。

【治疗】

无明显并发症症状的空回肠憩室一般不进行治疗,因其他手术时发现大的憩室可考虑手术切除,对多发、小的憩室可不做处理,对有症状的憩室多将含有憩室部分的小肠切除,对巨大的单发憩室也可以单纯憩室切除。如为多发散在的憩室,可将含有病变的部分小肠切除。病变范围甚广时,大量小肠切除将影响病人的营养吸收时,可仅将有并发症的部分切除。

二、Meckel 憩室

Meckel 憩室是先天性真性憩室中最常见的一种,在胚胎发育的早期,卵黄管位于中原肠与卵黄囊之间,其后逐渐萎缩成纤维索条,最终从肠壁脱落被吸收。退化不完全,则可遗留肠与脐瘘,肠端已闭塞而脐端开放的脐窦或肠与脐的纤维索带,如肠端未闭塞则成为 Meckel 憩室,是这些先天性畸形中最多的一种。

【病理】

Meckel 憩室通常位于回肠末端200cm 以内,但多数在 10～100cm 处,呈指状或囊状,长 1～20cm,多数为 5cm 左右,基底开口于肠系膜缘对侧,不同于空肠憩室开口于系膜缘,且具有独自的血液供应,在少数病人尚可有纤维索条自憩室尖端连接于脐部或腹后壁。另一不同点是 Meckel 憩室内可有异位组织,以胃黏膜组织多见,也可有胰腺,十二指肠或结肠黏膜组织,而在空肠憩室中也有异位组织存在。异位组织可导致溃疡、出血而出现症状。

【诊断及诊断风险防范】

1.症状与体征

Meckel 憩室的发现率虽可为 1.0%～2.5%,但有症状者仅占其中的 4%,且多发生在 10 岁以下儿童,30 岁以后很少再发生症状。Meckel 憩室常因有并发症而产生症状。

(1)出血:由于异位胃黏膜的存在可产生消化性溃疡,并因此而出血,表现为反复大量下消化道出血,占 Meckel 憩室并发症的 50%。钡剂上胃肠道检查或钡灌肠,纤维胃、十二指肠、结肠镜检查都难以明确诊断但能排除胃、十二指肠或结肠的病变。肠系膜上动脉选择性造影或 ^{99m}Tc 核扫描有助于诊断。

(2)肠梗阻:细长的憩室可环绕肠管形成结扣,或纤维索条压迫肠管而产生急性肠梗阻,且多数绞窄性。由于存在着憩室,也可以引起肠套叠,更为罕见的憩室进入腹股沟疝囊中形成

Littre 疝。肠梗阻在 Meckel 憩室并发症发生率中占 25%。

（3）憩室炎：是发生率次于出血、肠梗阻的并发症，约占 20%，多发生在开口窄且体较长的憩室，内容物引流不畅而有慢性炎症与狭窄，出现慢性右下腹痛的症状。急性憩室炎可引起坏死及穿孔，不论急性或慢性憩室的症状与体征都类似急性或慢性阑尾炎，剖腹探查前都难以确诊。

（4）由于憩室呈囊状，基底部又较窄，可以发生自身性扭转而引起急性腹痛，也可以发生坏死而有腹膜炎症状。

（5）偶尔见憩室部发生脂肪瘤、平滑肌瘤、神经纤维瘤等良性肿瘤或类癌、平滑肌肉瘤等恶性肿瘤。

2.辅助检查

Meckel 憩室的症状与体征随各类并发症而异，一般的辅助性检查又难以明确诊断，故多数病人在剖腹探查时始能确诊。

【治疗】

如经检查证实病人的症状是由憩室引起。则应行憩室切除术。当因诊断不明行剖腹探查而发现是憩室引起，也应行憩室切除术，由于有症状的憩室多达 60% 伴有异位组织。对手术切除的范围应加选择，如条件允许，许多学者赞成将有憩室的一段回肠切除，行对端吻合，以切除存在的异位组织，如能明确无异位组织或是已被包含在切除范围内，亦可行单纯的憩室切除术。

由于憩室炎的症状与阑尾炎相似，因而在行阑尾切除术时，发现阑尾的病变与病人表现的急性症状不相符时应检查末端回肠 100cm，以除外急性憩室炎。若为慢性阑尾炎行阑尾切除时则应常规检查末端回肠。

为其他疾病行剖腹探查时，如发现有梅克尔憩室，虽无症状，在病人条件允许的情况下，也应将憩室切除，以免日后发生并发症。

第四章　阑尾疾病

第一节　急性阑尾炎

急性阑尾炎是外科常见病,居各种急腹症的首位。转移性右下腹痛及阑尾点压痛、反跳痛为其常见临床表现,但是急性阑尾炎的病情变化多端。临床表现为持续伴阵发性加剧的右下腹痛,恶心呕吐,多数病人白细胞和嗜中性白细胞计数增高。而右下腹阑尾区(麦氏点)压痛,则是该病重要的一个体征。急性阑尾炎一般分四种类型:急性单纯性阑尾炎,急性化脓性阑尾炎,坏疽及穿孔性阑尾炎和阑尾周围脓肿。

一、病因

急性阑尾炎的发病与下列因素有关。

1.梗阻

阑尾为一细长的管道,仅一端与盲肠相通,一旦梗阻,可使管腔内分泌物积存,内压增高,压迫阑尾壁阻碍远侧血供,在此基础上管腔内细菌侵入受损黏膜,易致感染。常见的梗阻原因为:①堵塞阑尾腔的粪石、干结的粪块、食物碎屑、异物、蛔虫等;②阑尾壁曾被破坏而致管腔狭窄或粘连;③阑尾系膜过短而形成的阑尾扭曲,阻碍管道通畅;④阑尾壁内淋巴组织增生或水肿引起管腔变狭窄;⑤阑尾开口于盲肠部位的附近有病变,如炎症、息肉、结核、肿瘤等,使阑尾开口受压,排空受阻。其中粪石梗阻最为常见,约占发病率总数的1/3。

梗阻为急性阑尾炎发病常见的基本因素,因此急性阑尾炎发病初期经常先有剑突下或脐部绞痛,这是阑尾管腔受阻、内压增高引起的症状。此外,切除阑尾的标本中常可见到粪石梗阻管腔,远端明显炎症甚至坏疽穿孔。

2.感染

主要因素为阑尾腔内细菌所致的直接感染。阑尾腔因与盲肠相通,因此具有与盲肠腔内相同的以大肠埃希菌和厌氧菌为主的菌种和数量。若阑尾黏膜稍有损伤,细菌侵入管壁,引起不同程度的感染。少数病人发生于上呼吸道感染后,因此也被认为感染可由血供传至阑尾。还有一部分感染起于邻近器官的化脓性感染,侵入阑尾。

3.其他

被认为与发病有关的其他因素中有因胃肠道功能障碍(腹泻、便秘等)引起内脏神经反射,导致阑尾肌肉和血管痉挛,一旦超过正常强度,可以产生阑尾管腔狭窄、血供障碍、黏膜受损、细菌入侵而致急性炎症。此外,急性阑尾炎发病与饮食习惯和遗传有关。多纤维素饮食的地区发病率低,可能与结肠排空加快、便秘减少有关。因便秘而习惯性应用缓泻药可能使肠道黏膜充血,也可影响阑尾。此外遗传因素与阑尾先天性畸形有关。过度扭曲、管腔细小、长度过长、血供不佳等都是易发生急性炎症的条件。

二、临床表现

1.腹痛

典型的急性阑尾炎开始有中上腹或脐周疼痛,数小时后腹痛转移并固定于右下腹。早期阶段为一种内脏神经反射性疼痛,故中上腹和脐周疼痛范围较弥散,常不能确切定位。当炎症波及浆膜和壁腹膜时,因后者受体神经支配,痛觉敏感、定位确切,疼痛即固定于右下腹,原中上腹或脐周痛即减轻或消失。据统计,70%～80%的患者有典型转移性右下腹痛病史。少数病人的病情发展快,疼痛可一开始即局限于右下腹。因此,无典型的转移性右下腹疼痛史并不能除外急性阑尾炎。

单纯性阑尾炎常呈阵发性或持续性胀痛和钝痛,持续性剧痛往往提示为化脓性或坏疽性阑尾炎。持续剧痛波及中下腹或两侧下腹,常为阑尾坏疽穿孔的征象。有时阑尾坏疽穿孔,神经末梢失去感受和传导功能,或因腔内压力骤减,腹痛反而有所缓解,但这种疼痛缓解的现象是暂时的,且其他伴随的症状和体征并未改善,甚至有所加剧。为此,须综合临床现象加以分析才不会被假象误导。

2.胃肠道症状

单纯性阑尾炎的胃肠道症状并不突出。在早期可能由于反射性胃痉挛而有恶心、呕吐。盆腔位阑尾炎或阑尾坏疽穿孔可因直肠周围炎而排便次数增多。并发腹膜炎、肠麻痹则出现腹胀和持续性呕吐。

3.发热

一般只有低热,无寒战,化脓性阑尾炎一般亦不超过38℃。高热多见于阑尾坏疽、穿孔或已并发腹膜炎。伴有寒战和黄疸,则提示可能并发化脓性门静脉炎。

4.压痛和反跳痛

腹部压痛是壁腹膜受炎症刺激的表现。阑尾压痛点通常位于麦氏点,即右髂前上棘与脐连线的中、外1/3交界处。阑尾的这一体表解剖标志并非固定不变,它也可位于两侧髂前上棘连线中、右1/3交界处的Lanz点。随阑尾解剖位置的变异,压痛点可相应改变,但关键是右下腹有一固定的压痛点。压痛程度和范围往往与炎症的严重程度相关。反跳痛也称Blumberg征。在肥胖或盲肠后位阑尾炎的病人,压痛可能较轻,但有明显的反跳痛。

5.腹肌紧张

阑尾化脓即有此体征,坏疽穿孔并发腹膜炎时腹肌紧张尤为显著。但老年人或肥胖病人腹肌较弱,须同时检查对侧腹肌,进行对比,才能判断有无腹肌紧张。

三、诊断

1.实验室检查

(1)血常规:急性阑尾炎病人白细胞计数增多,约占病人的90%,是临床诊断中重要依据。一般在(10～15)×10^9/L。随着炎症加重,白细胞数随之增加,甚至可超过20×10^9/L。但年老体弱或免疫功能受抑制的病人,白细胞数不一定增多。与白细胞数增多的同时,中性多形核细胞数也有增高(约80%)。两者往往同时出现,但也有仅中性多形核细胞比数明显增高,具有同样重要意义。当病情正在发展,症状恶化,已经增多的白细胞数突然降低,往往是脓毒血症的表现,属于危象,应予重视。

（2）尿常规：急性阑尾炎病人的尿液检查并无特殊，但为排除类似阑尾炎症状的泌尿系统疾病，如输尿管结石，常规检查尿液仍属必要。偶有阑尾远端炎症并与输尿管或膀胱相粘连，尿中也可出现少量红、白细胞，不应与结石相混淆。

2.超声检查

该检查于 20 世纪 80 年代始应用于诊断急性阑尾炎，采用加压探测法，将四围肠内气体驱开而阑尾形态不变。阑尾充血水肿渗出在超声显示中呈低回声管状结构，较僵硬，其横切面呈同心圆似的靶样显影，直径≥7mm，是急性阑尾炎的典型图像。准确率高达 90%～96%，敏感性和特异性也均在 90% 左右。但坏疽性阑尾炎或炎症已扩散为腹膜炎时，大量腹腔渗液和肠麻痹胀气影响超声的显示率。超声检查可显示盲肠后阑尾炎，因为痉挛的盲肠作为透声窗而使阑尾显示。超声检查也可在鉴别诊断中起重要作用，因为它可显示输尿管结石、卵巢囊肿、异位妊娠、肠系膜淋巴结增大等，因此对女性急性阑尾炎的诊断和鉴别诊断特别有用。

3.腹腔镜检查

该项检查是急性阑尾炎诊断手段中能得到最肯定结果的一种方法。因为通过下腹部插入腹腔镜可以直接观察阑尾有无炎症，也能分辨与阑尾炎有相似症状的邻近其他疾病，不但对确定诊断可起决定作用，并可同时进行治疗。

四、并发症

1.腹膜炎

局限性或弥漫性腹膜炎是急性阑尾炎常见并发症，发生、发展与阑尾穿孔密切相关。穿孔发生于坏疽性阑尾炎但也可发生于化脓性阑尾炎的病程晚期，多数在阑尾梗阻部位或远侧。有人统计 1000 例急性阑尾炎中，穿孔占 21%。其中 7% 病例可并发弥漫性腹膜炎。在机体有一定的防御能力时，大网膜、附近的肠系膜和小肠襻可迅速黏附穿孔处，使之局限。若病人缺乏此种能力时，阑尾穿孔所致的感染扩散即可弥漫及全腹腔。婴幼儿大网膜过短、妊娠期的子宫妨碍大网膜下降、老年体弱和有获得性免疫功能缺陷症的病人，缺乏局限感染的能力，都是易于在阑尾穿孔后出现弥漫性腹膜炎的原因，必须重视。

2.脓毒血症

急性阑尾炎并发脓毒血症还可见于严重感染经阑尾静脉侵入门静脉而成化脓性门静脉炎或多发性肝脓肿时，虽属少见，但有极高的病死率。

五、治疗

急性阑尾炎的治疗方法主要分为手术治疗和非手术治疗两种。

（一）非手术治疗

当急性阑尾炎处在早期单纯性炎症阶段时，一旦炎症吸收消退，阑尾能恢复正常，也不再反复，因此阑尾不必切除，可采用非手术治疗，促使阑尾炎症及早消失。当急性阑尾炎诊断明确，有手术指征，但因病人周身情况或客观条件不允许，也可先采取非手术治疗，延缓手术。若急性阑尾炎已合并局限性腹膜炎，形成炎性肿块，也应采用非手术治疗，使炎性肿块吸收，再考虑择期阑尾切除。如炎性肿块转成脓肿，则应先行切开引流，以后再进行择期阑尾切除术。当急性阑尾炎诊断尚未肯定，需等待观察时，也可一边采用非手术治疗，一边观察其病情改变。此外，非手术治疗还可以作为阑尾手术前准备。总之，非手术治疗有其重要地位。

1.一般治疗

主要为卧床休息、禁食,给予水、电解质和热能的静脉输入等。

2.抗生素应用

在非手术治疗中抗生素的应用颇为重要。关于其选择与用量,应根据具体情况而定。阑尾炎绝大多数属混合感染,以往采用青霉素、链霉素联合应用,效果满意,以后发现耐药菌株增多且厌氧菌感染率增高,随即改用“金三联”即氨苄西林、庆大霉素与甲硝唑联合,其抗菌覆盖面大,价格也不贵,甚受推崇。

3.对症治疗

镇痛有时非常必要。强烈的疼痛可以增加精神上的恐怖,降低体内免疫功能,从而减弱病人抗病的能力。一般镇痛药有时不能止住较强的疼痛,吗啡类药的应用可以考虑但必须谨慎,可适用于已决定手术的病人,但禁用于一般情况,尤其是体弱者。其次还有镇静、止吐、必要时放置胃减压管等。

(二)手术治疗

原则上急性阑尾炎,除黏膜水肿型可以保守治疗痊愈外,其余都应采用阑尾切除手术治疗,去除病灶以达到:①迅速恢复;②防止并发症的发生;③对已出现并发症的阑尾炎也可以得到良好治疗效果;④去除以后有可能反复发作的病灶;⑤得到正确的病理结果。但是急性阑尾炎由于病情轻重、来院迟早、病人年龄及体质强弱等原因,情况极为复杂,更因很多疾病与阑尾炎有时难以鉴别,因此处理上应因病而异,决不应因“阑尾炎”手术小而草率从事。因手术操作不当而出现的各种并发症为 5%～30%,病死率也在 1% 左右,如果再加上因错误诊断误行阑尾手术,加重原发疾病,则危险性更大,所以阑尾虽小,必须认真对待,不容丝毫疏忽。

阑尾切除术为腹部外科中经常进行的手术。一般说来,并不复杂,但有时也较困难。

1.手术适应证

(1)临床上诊断明确的急性阑尾炎、反复性阑尾炎和慢性阑尾炎。

(2)非手术治疗失败的早期阑尾炎。

(3)急性阑尾炎非手术治疗后形成的回盲部肿块。

(4)阑尾周围脓肿切开引流愈合后。

(5)其他阑尾不可逆性病变。

2.手术禁忌证

对病人体质极差、有重度心肺等伴发症者,则不宜行手术治疗。

3.术前准备

即使无并发症的急性阑尾炎,也应有必要的术前准备,包括对病人生命器官功能的一般了解,常规化验和较短时间的补液、胃肠减压、镇痛、抗生素应用和术前用药等,以保证麻醉顺利,手术安全。对有并发症的重型阑尾炎情况则有所不同,因为阑尾炎症状严重,甚至化脓坏疽,并且同时有局限性或弥漫性腹膜炎,以致合并有不同程度的脓毒血症表现,或出现早期多器官功能衰竭(MOF)现象,术前准备应随病情加重而加强。输液量要大,有时还需一定量的胶体液以补充血容量;抗生素要选效力强、毒性小、抗菌谱广、对耐药菌株有效并联合应用;对症处理也要积极,包括对各生命器官的保护和调整,其目的在于使病情可以在短时间内趋于平稳,以便及早进行病灶切除,使病人能及早得到良好的治疗效果。

4.切口选择

一般采用右下腹斜切口。标准麦氏(阑尾点)斜形切口是在右髂前上棘与脐部连接线的外 1/3 与中 1/3 交接点上,做与联结线垂直的 4~5cm 小切口。切口也可随估计阑尾部位略予移动,以直接暴露出阑尾。斜行切口优点是按肌纤维方向分开肌肉,对腹壁血管和神经无损伤,发生切口疝机会小。切口也可呈横形,与皮肤褶皱相吻合,其瘢痕不显。横切口开始时应用于儿童,目前也应用于成年人。切口长度应随腹壁厚度而加以调整,肥胖病人的切口往往要长。任何过小的切口,必然增加手术难度,甚至会产生不必要的意外,得不偿失,不值得采取。严格保护切口,是预防术后切口感染的重要措施。显露阑尾是手术重要步骤,应在直视下找到盲肠,再沿结肠带找到阑尾根部,用环钳和(或)长无齿镊夹出阑尾,如阑尾显露不清,应果断延长切口。最好在直视下切除阑尾,当阑尾基底易暴露,而阑尾其余部位暴露不清或与周围组织紧密粘连固定,可采用阑尾逆行切除法。必须确定已将阑尾全部切除,没有残留。如阑尾基底部坏死,盲肠壁亦有坏死,可将阑尾全切,坏死的盲肠壁亦切除,然后将切口内翻缝合。

5.寻找和切除阑尾方法

阑尾根部与盲肠顶端的解剖关系恒定,沿结肠带追踪到盲肠顶端即为阑尾根部,此方法亦适用于寻找异位阑尾。如未见到阑尾,应考虑阑尾位于腹膜外的可能,须剪开侧腹膜,将盲肠与升结肠向内侧翻转寻找阑尾。也可循回肠末端寻找盲肠和阑尾。顺位法切除阑尾,操作方便,污染少。如炎症严重,阑尾尖端与深部组织粘连而无法提出,或逆行切除,如有困难,可行黏膜下阑尾切除术:先将阑尾根部切断,残端按常规结扎荷包埋入盲肠,再完整剥除阑尾黏膜,仅留下阑尾的浆肌套筒。如根部坏疽,盲肠壁水肿、脆弱,则不宜勉强行荷包埋入缝合,以免放腹腔引流。

6.阑尾残端的处理

一般采用结扎断端,用苯酚(石碳酸)、酒精、盐水涂残端,荷包缝合,内翻埋入盲肠的方法。这样处理止血有保证,创面腹膜化防止粘连,断端烧灼可灭活腺体,使残端埋入盲肠后不致形成黏液囊肿。但对盲肠壁炎症显著,肠壁水肿脆弱或阑尾残端肿胀增粗时,可单纯结扎。

7.腹腔探查

术中见阑尾炎症明显,不必探查腹腔其他部位。如术中发现阑尾正常或炎症轻,则应系统探查寻找病因。先检查盲肠有无病变,然后从回肠末端开始探查小肠,观察有无克克罗恩病或梅克尔憩室炎,继之探查盆腔内器官、乙状结肠等。最后再探查胆囊、十二指肠和胃等腔内其他脏器。

8.腹腔冲洗与引流

一般不宜冲洗腹腔,以避免炎症扩散。尽量吸尽脓液,除非脓液不能吸尽或坏死组织较多时。一般不需引流,连续缝合腹膜,切口冲洗后一期缝合。腹腔引流适用于:①阑尾炎症较重,粘连广泛,阑尾切除后局部仍有少量渗血者;②阑尾附近有较多脓性渗液者;③阑尾位置较深,或盲肠后阑尾,阑尾坏疽,切除不很顺利者;④阑尾根部结扎不很可靠,又不能埋入盲肠者;⑤阑尾周围已成脓肿者。

第二节　特殊型阑尾炎

一、小儿阑尾炎

小儿阑尾炎是小儿外科最常见的急腹症,所占比例远远超过成人阑尾炎在急腹症中的比例,不过小儿阑尾炎的临床诊断也经常很困难,由于其高穿孔率,外科医生总是倾向于手术干预可疑的病例,从而也导致小儿阑尾高达 20% 的阴性切除率,但是这往往不是患儿父母愿意所接受的,因为手术带来的并发症有时对患儿来说是灾难性的。

【诊断】

1.症状与体征

小儿阑尾炎主要表现为腹痛、呕吐和发热三大症状,但其症状和体征具有多变性,而且小儿常不能理解和准确地回答问题,但是小儿通常没有成人心理上的掩盖行为,因此医生只要提出答案只有"是或不是"的问题,就可以得到想要的结果。需要强调的是,小儿对疼痛的严重程度或类型、疼痛发生和持续时间非常模糊,但对恶心、呕吐、腹泻等症状以及现在和过去的疼痛部位却非常清楚。2 岁以下的小儿更不能做出明确的回答,该年龄组的症状也通常是无特异性的,比如呕吐是一个最常见的症状,但是许多小儿疾病都会出现这症状,因而意义也不大。仔细观察或询问其父母后可能会发现小儿有畏食、烦躁、难以入睡及局限性压痛的表现,一旦出现和成人一样的发热、心动过速、腹胀以及肠鸣音消失,就要高度怀疑是否并发了严重的内脏疾病,即穿孔导致的弥漫性腹膜炎等。

对小儿的体格检查应该缓慢进行,如果患儿能够交流,就应该与小儿边交谈边检查。尽量先检查小儿不至于反感的部位,例如耳部、颈部等,即使这些检查毫无诊断意义,然而这些检查可以获得小儿的信赖。腹部的检查最好是让小儿握住医生触诊的大拇指,让患儿根据自己腹部压痛的程度排斥触诊的手,如果压痛明显时患儿就会拉开医生手。另外,诱发反跳痛即使对成年人也是一种特别痛苦的临床体验,所以虽然这是阑尾炎一个非常重要的体征,对小儿也应避免这样的检查,以免使小儿失去对医生的信任而拒绝合作。

2.辅助检查

小儿的白细胞和 C 反应蛋白的正常值与成人急性阑尾炎不同,所测得的结果正常并不能排除阑尾炎诊断。

超声波是小儿阑尾炎的首选检查,其阴性预期值可达 97%,不过这也和操作者的经验密切相关,毕竟小儿不会像成人那样配合检查。

螺旋 CT 的敏感性和准确性更优于超声,不过患儿父母总是担心它的放射性而抵触这种检查,目前也没有这方面的安全报告。

【治疗】

1.阑尾穿孔

许多研究表明,小儿阑尾穿孔率高于成人,但并不清楚这是因为小儿阑尾炎时细菌侵袭性高、机体抵抗力低、阑尾壁比较薄弱,还是因为小儿阑尾炎诊断困难的原因。研究发现,10 岁以下的小儿阑尾穿孔率高达 40%，远远高于与其他年龄组（19%）。而且穿孔率与疼痛时间密切相关，对于 5 岁以下的小儿，当疼痛超过 48h，阑尾穿孔率可达 98%。

当小儿出现阑尾穿孔后，面临与成人同样的两个问题，一是阑尾脓肿，二是抗生素应用问题。小儿阑尾脓肿的处理自 20 世纪初以来就一直存在争议，争议的焦点在于小儿的腹腔炎症局限化能力是否真的很差。有人认为事实上婴幼儿使炎症局限化的能力比较强，证据 1/3 的 1 岁以内的小儿发生阑尾炎后，就诊时就已经出现阑尾包块。所以阑尾脓肿处理的观点和成人一样存在分歧，提倡立即手术治疗的学者认为，保守治疗容易出现阑尾炎复发，而且手术的并发症很低，主要为切口感染，可以接受；反对者认为保守治疗的复发率不高，而延期手术的并发症要少得多。至于抗生素的应用，长久以来，穿孔性阑尾切除术后辅助治疗的"金标准"是 10d 的住院静脉抗生素治疗联合腹腔引流。不过现在学者认为，大部分穿孔性阑尾炎在切除术后 24h，病人就可带口服抗生素出院。有一项研究对 80 例年龄为 1～15 岁的穿孔性阑尾切除术后的小儿（38 例开腹手术，42 例腹腔镜手术）进行评估。结果提示穿孔性阑尾炎行阑尾切除术后的患儿，在可以进食后出院并行口服抗生素治疗是安全的，而且不需要考虑患儿是否发热或白细胞是否升高。不过这种举措目前在国内实施起来有一定的困难，尚不说患儿父母不易接受，甚至部分医生也难以认可，毕竟这种出院后口服抗生素的治疗措施仍会有部分患儿（4%）出现切口感染等并发症。

2.腹腔镜手术

小儿单纯性阑尾炎采用腹腔镜下阑尾切除术，这是一种效果确切的手术方式，腹腔镜下阑尾切除术在小儿中应用和成人没有什么区别，同样没有太明显的优势。有研究认为，腹腔镜不能用于已出现并发症的小儿，因为它可能增加术后其他并发症，不过通过改进技术和器械，腹腔镜带来的并发症并不比开腹手术多。主要的术中并发症为网膜积气、内脏穿孔、阑尾穿孔；术后并发症为切口血肿、网膜戳孔脱出、脓肿形成、小肠梗阻。

笔者单位的小儿外科习惯用单孔腔镜进行小儿阑尾手术，具体方法是患儿取平卧位，脐部穿刺插入外径 10mm 带有 5mm 器械操作孔道的腹腔镜，顺此腹腔镜的操作孔道插入无损伤钳探查腹腔，并沿结肠带找到阑尾。夹住阑尾尖端，缓慢解除气腹并将阑尾完整地从脐部戳孔内拖出腹腔外，结扎处理系膜直至阑尾根部，然后分别用 7、4 号丝线在阑尾根部不同平面结扎，切除阑尾不荷包缝合，将残端还纳腹腔。再次建立气腹，检查阑尾残端和系膜无出血后，将回盲部还原于右髂窝，完成阑尾切除术。术中注意拉出阑尾时，应尽可能放尽腹腔内 CO_2，使膨隆的腹壁回位靠近回盲部，以利于阑尾的拉出。拖阑尾过程中应夹住阑尾尖部轻柔拉出，切勿粗暴，以免拉断阑尾或撕裂阑尾系膜造成出血，当发现阑尾系膜撕裂出血或阑尾被拖断时应立即中转三孔法。阑尾拖出腹壁后，助手应立即夹住阑尾根部，以免阑尾再次滑入腹腔。若阑尾系膜短，不易全部拉出时，可拉出一段，处理一段阑尾系膜，直至其根部完全显露。阑尾残端处理完毕，送还腹腔后重新建立气腹，认真探查阑尾系膜和盲肠有无出血及意外损伤。必要时冲洗阑尾拖出的切口和腹腔，尽可能减少感染。

脐部单孔法腹腔镜小儿阑尾切除术是将传统的外科操作与现代腹腔镜技术结合在一起，此术式具有二者的优势。其优点一是寻找阑尾方便、减少误诊；二是省去了腹腔内电凝、止血、结扎等精细操作，阑尾直接牵出腹腔后，可直视下使用传统方法切除阑尾。脐部单孔法腹腔镜手术时间明显缩短,大部分仅 10～20min,而且阑尾切断在腹腔外,减少了腹腔污染的概率、降低了腹腔残余感染的发生率。

二、老年人阑尾炎

老年人急性阑尾炎相对来说是一种严重的疾病,因为其死亡率和并发症都要远高于年轻人。老年人急性阑尾炎的鉴别诊断也比较困难,这也是导致其并发症及死亡率高的原因。有人将老年人阑尾炎概括为"三少四多",即症状少、腹部体征少、全身反应少和误诊多、穿孔多、伴发病多及并发症多。

【诊断】

1.症状和体征

60 岁以上急性阑尾炎病人的体征和症状都多以全身表现为主,80 岁以上的老年人即使出现了弥漫性腹膜炎,其腹部的症状和体征也不明显,所以也容易导致误诊。在一项对 60 岁以上阑尾炎病人回顾性研究中发现,只有 20% 的病人有食欲缺乏、发热、右下腹痛和白细胞增高的典型临床表现,住院时只有一半的病人考虑阑尾炎的可能,17% 的病人被怀疑为肝胆胰疾病,25% 病人考虑为肠梗阻。老年人急性阑尾炎可能开始出现的腹痛就为弥漫性疼痛,而且疼痛也不常局限于右下腹。一项多因素逻辑回归分析表明,对 50 岁以上病人最能预示急性阑尾炎的因素为腹痛(相对危险因子 11)、腹部压痛(相对危险因子 39)和腹肌紧张(相对危险因子19)。

2.穿孔问题

通常老年病人的阑尾萎缩、淋巴组织减少和阑尾腔狭窄甚至消失,病理上通常表现为黏膜萎缩、脂肪浸润和阑尾壁纤维化等,而且老年病人经常伴随的血管疾病例如动脉硬化等致使阑尾的血供也明显减少,这些因素都是公认的导致老年人阑尾炎病情的发展迅速和阑尾穿孔率的增高的因素。不过也有人对这种观点提出质疑,一项研究分析了 126 例急性阑尾炎病人从症状发生到出现穿孔的时间,并提出 $t_{1/2}$ 概念,结果发现,老年人阑尾穿孔的发生率和年轻病人没有显著差异。研究者认为,是由于老年人的非穿孔性阑尾炎发生率的下降,导致其总的急性阑尾炎发病率也下降,从而引起老年人阑尾穿孔所占的比例增大,而实际上发生穿孔的风险与其他年龄组没有区别。

【治疗】

1.老年人阑尾炎的诊治延误问题

老年人阑尾炎经常会出现手术、治疗延误的问题。首先对于老年人,多数病人不喜欢住院(急诊住院总使他们有恐惧感,有时要行手术治疗时会使其联想到死亡),不愿意寻求帮助(尤其是独身的老年人总不愿在夜间"麻烦"其子女)或考虑经济原因(老年人平时的医保花费就较多,有的甚至没有医保)以及其不典型的症状使其考虑为其他平时常有的疾病如便秘、消化不良等,这些都是病人延迟就医的原因。对于医生来说,老年人首先诊断不清,医生在鉴别诊断时有可能没有考虑阑尾炎,其次多数入院时的身体状况不稳定,伴随疾病较多,这样就会有过多的检查和会诊,甚至不少病人首先就诊于心内科等其他科室导致进一步的延误,而外科医生在诊断不明确之前也不愿意承担手术风险,这些原因都可导致在治疗上的延迟。这些因素各国都会出现,一份来自美国加利福尼亚州的报道显示了手术延误的情况,许多病人都没有在住院当日手术:其中 40～59 岁的病人为 21％,60～79 岁为 29％,而 80 岁以上高达 47％。这种治疗延误的结果就是老年人阑尾炎死亡率和并发症发生率均增高,医生或许无法改变上述的社会因素,不过对于那些不可避免手术的病人,尽早的治疗总是能降低一部分手术的风险。

2.老年人阑尾炎与阑尾肿瘤

老年人阑尾炎有时需提防阑尾肿瘤的可能,尤其是对那些可疑的长期发作的不典型病例。在一项 384 例因疑诊阑尾炎而行阑尾切除术的阑尾标本研究中,8 例病人为肿瘤:其中 5 例为囊腺癌、2 例类癌、1 例腺癌,这些患者年龄均已超过 40 岁,平均年龄 70 岁。因而对于老年人,选择术中常规的冷冻病理检查是一个良好的习惯。

三、妊娠期阑尾炎

妊娠期阑尾炎的手术风险要明显增加,尤其对合并穿孔、腹膜炎病人,更容易发生早产和胎儿、孕妇的死亡。另外,一方面孕妇和家属往往不愿接受手术治疗,其次孕妇的许多腹部疾病也增加了鉴别诊断的难度,这些因素往往由导致诊断及治疗的延误,从而导致死亡率和并发症的增加。

【诊断】

1.症状与体征

妊娠期子宫增大时压迫阑尾基底部向上和向外移位,而且腹肌弹性减弱也增加了阑尾炎诊断的困难,因此妊娠期阑尾炎的症状和体征往往缺乏特异性。在一项 52 例回顾性研究中,病人表现仍以右下腹痛为主要症状,腹部压痛和反跳痛是最常见的体征,不过反跳痛在妊娠后期就不明显了,依靠症状和体征的诊断准确率只有 56％～68％。例如右下腹痛伴体温升高、白细胞计数增加也经常出现在泌尿系感染的孕妇中,而且正常的孕妇也会出现恶心、呕吐及畏食等。

有学者推荐以 Alder 征鉴别宫内和宫外病变。这种检查方法是让病人仰卧位,检查者手放在病人的腹部,确定最痛点后,嘱病人转向左侧而手位置和压力不变,如果改变体位后疼痛减轻或消失,病变位于宫内;假如疼痛固定,则为宫外。

2.影像学检查

检查中应用最多的仍是超声波,不过由于子宫的增大往往使分级压缩法不适用,从而引起超声波的诊断准确性下降。另外,在国外还有人用螺旋 CT 检查来鉴别诊断,虽然螺旋 CT 能比较准确地提供阑尾的状况,不过应用这种检查还是比较谨慎得好,尤其在妊娠 6 个月之内。

3.诊断风险评估及防范

有研究表明,妊娠期阑尾炎 19％发病在孕期前 3 个月,60％在第 2 个 3 个月,15％在第 3 个 3 个月,6％在产后期,即不同的妊娠时期阑尾炎的发病率不同,不过有的研究并不支持这种观点。之所以探讨发病率,因为传统观点认为妊娠期前 3 个月手术容易导致流产,而后 3 个月则易导致早产,有回顾性调查的证实,急性阑尾炎导致的流产率在妊娠前 3 个月为 12％,第 2 个 3 个月为 6％;而早产率第 3 个 3 个月为 25％,第 2 个 3 个月为 8％。

妊娠期阑尾手术都要面临一个问题,即胎儿的丢失率(流产或早产)。目前来看,穿孔性阑尾炎手术仍是妊娠期胎儿死亡首要因素。通常随着子宫的增大,阑尾也缓慢升高,网膜不能包绕感染的阑尾,因此阑尾穿孔就容易出现弥漫性腹膜炎。而且妊娠子宫血运丰富,这样也加重了炎性淋巴组织弥散的程度和范围。在妊娠 3 个月后,子宫间歇性收缩阻碍炎性部位粘连和包绕作用,这些都是增加了炎症局限的能力。炎症的扩散刺激了子宫,从而导致胎儿的流失。一般来说,非穿孔性阑尾炎的胎儿丢失率只有 9%,而一旦出现腹膜炎,则可高达 36%。需要提出的是,即使是阴性的探查同样会增加流产和早产的概率。

至于手术,有人习惯对疑似病例采用正中横切口,这有时是为了方便剖宫产,而外科医生似乎更习惯用右侧旁正中切口,以方便探查。

【治疗】

腹腔镜技术的应用:在腹腔镜初期,妊娠期腹腔镜下阑尾切除术曾被认为是绝对禁忌证,因为二氧化碳可以通过腹膜吸收,导致胎儿酸中毒,同时气腹时腹内压也可能对胎儿产生不良影响。但是,由于妊娠病人在行腹腔镜探查后并没有出现不良的远期并发症,以及妊娠病人的腹腔镜下胆囊切除术近年来的逐步开展,促使腹腔镜也逐渐应用到妊娠期阑尾切除术中。目前的妊娠期腹腔镜下阑尾切除术还主要集中在妊娠早期和中期,虽然缺少评价妊娠病人的腹腔镜下阑尾切除术的随机研究,但与开腹手术相比,腹腔镜似乎并不增加孕妇和胎儿的死亡风险。

第五章　结肠疾病

第一节　结肠息肉

　　结肠息肉系指生长自结肠黏膜而隆起于黏膜表面的病变。通常源于上皮细胞的过度生长并从黏膜表面向腔内扩展。无论其呈广基、亚蒂或长蒂等状，均仅表示肉眼外观形态，而不表明病理性质，故临床上在病理性质未明之前，对于炎症、感染性肉芽肿、组织增生和癌肿有隆起性病变者，通常用"息肉"来描述。结肠息肉自然病程较长，症状不甚典型，位于不同部位的息肉，可导致不同的临床症状。幼年型息肉可自行脱落，成年型随年龄增长而发病率逐渐上升。部分可以发生癌变或与癌肿关系密切，被公认为癌前病变。有些具有遗传性或伴随全身疾病。

【病因】

　　结肠息肉在世界各地区的发病率不同，在结、直肠癌高度危险的国家中，结肠腺瘤的发病率随年龄增长。在美国年龄超过 60 岁者 40%～50% 发现有结肠腺瘤性息肉，西欧同样多见。而在大肠癌发病率低的地区，结肠腺瘤性息肉少见，南部非洲黑人中几乎为零，在日本、哥伦比亚地区则可达 10%，南亚地区较少见。具体病因如下。

　　1.饮食因素和生活习惯

　　长期进食高脂肪、高蛋白、低纤维性饮食者结、直肠息肉的发生率明显增高，多进食新鲜水果蔬菜以及维生素 C 者息肉的发生率减少。因为饱和脂肪酸增多，粪便形成减少，使致癌物质等有害成分在肠腔内存留时间延长，结果导致息肉及结肠癌的发病率增高。长期大量饮酒，免疫功能低下及冠心病患者息肉发病率高。加强体育锻炼，可增加迷走神经的兴奋性，使肠蠕动加快，有害物质对肠黏膜的作用时间减少，息肉发病率随之降低。

　　2.胆汁代谢紊乱

　　行胆囊切除术后患者，胆汁的流向和排出时间发生改变，大肠内胆汁酸的含量增加，实验显示胆汁酸以及胆汁酸的代谢产物脱氧胆酸和石胆酸均有诱发结、直肠黏膜产生腺瘤性息肉或癌变的作用。行毕氏Ⅱ式手术及迷走神经切断术者，因为改变了生理状态下的胆汁排泄过程，延长了排泄时间，使胆酸含量增加，高浓度胆酸作用于胃肠黏膜可使息肉及癌的发病率增高。

　　3.遗传因素

　　在结、直肠癌患者中，约有 10% 的患者具有家族患癌病史。同样，家族成员中有人患有腺瘤性息肉时，其他成员发生结直肠息肉的可能性明显升高，尤其是家族性息肉病具有明显的家族遗传性。另外，曾经患过其他部位癌肿，如消化道癌、乳腺癌、子宫癌以及膀胱癌的患者结直肠息肉的发生率也明显升高。

4.肠道炎性疾病

结肠黏膜的慢性炎症病变是导致炎症性息肉发生的主要原因,最多见于慢性溃疡性结肠炎、克克罗恩病以及阿米巴痢疾、肠道血吸虫和肠结核等,也见于结肠手术后吻合口部位。

5.基因异常

家族性息肉的发生可能与第5对染色体长臂内一种被称为 APC 的等位抑癌基因的功能丧失和缺如有关。正常情况下,该等位基因需要同时发挥作用以抑制肿瘤的生长,当该基因出现缺如或发生突变时,对肿瘤的抑制作用消失,从而发生结直肠腺瘤性息肉病和癌变。

6.年龄

年龄的增长与息肉的发生呈正相关,>30 岁结肠息肉的发病率增加,55~80 岁发病率最高,病理尸检及结肠镜检证实男性多于女性,息肉的好发部位依次是直肠和乙状结肠→降结肠→盲肠,近年来右半结肠息肉有增多趋势,50~65 岁腺瘤性息肉癌变多发生在乙状结肠和直肠,>65 岁多发生在右半结肠。有人报道直肠和乙状结肠息肉 30% 患者同时伴有右半结肠息肉。

7.其他

如胚胎异常,幼年性息肉病多为错构瘤,可能与胚胎发育异常有关。

【病理】

1.增生性息肉

增生性息肉是最常见的一种息肉,又名化生性息肉。分布以远侧大肠为多,一般均较小,直径很少超过 1cm,常为多发、无症状,约占全部结肠息肉的 1/5,但占直肠和乙状结肠息肉的大多数。这种息肉只是正常黏膜对外界刺激的反应,非肿瘤性,属良性病变。其外形为黏膜表面的一个小滴状凸起,表面光滑,基底较宽,多发性亦常见,组织学上此种息肉是由增大而规则的腺体形成,腺体上皮细胞增多造成上皮皱缩呈锯齿形,细胞核排列规则,其大小及染色质含量变化很小,核分裂象少见。其重要特点是肠腺隐窝的中、下段都有成熟的细胞出现。增生性息肉不发生恶变。

2.炎症性息肉

炎症性息肉又名假息肉,是黏膜长期慢性炎症引起的息肉样肉芽肿,这种息肉多见于溃疡性结肠炎、慢性血吸虫病、阿米巴痢疾及肠结核等病的病变肠道中。常为多发性,多数较小,直径常在 1cm 以下,病程较长者,体积可增大。外形多较窄、长、蒂阔而远端不规则。有时呈桥状,两端附着于黏膜,中段游离。组织学表现为纤维性肉芽组织,上皮成分亦可呈间叶样变,尚不能肯定。溃疡性结肠炎的溃疡愈合之后形成的假性息肉,呈岛状、丝状、柱状突起或黏膜桥形成,这种炎性息肉与小腺瘤样息肉难以区别。另外,淋巴性息肉和类脂性肉芽肿均属炎症性息肉范畴。

3.腺瘤性息肉

腺瘤可分为管状、绒毛状以及介于两者之间的绒毛管状腺瘤三型。可发生于结肠、直肠的各个部位,可单发亦可多发,有带蒂、无蒂、亚蒂。有的乳头状或分叶状,形成桑葚样外观。随着年龄增长而增大。典型的管状腺瘤较小,球形,有蒂,其表面可呈分叶状;绒毛状腺瘤大,无蒂或短蒂,表面绒毛状。混合型腺瘤由两种形态混合组成。所有腺瘤均为异型增生,其增生程度分轻、中、重三级。大多数学者认为,结肠癌一般需经过腺瘤期,然后再癌变。Kuzulea 等研究表明不典型增生性腺瘤演变成早期癌需 3～5 年。故腺瘤性息肉被明确为癌前病变。经组织学检测证明,腺瘤性息肉的癌变与息肉的大小、不典型增生程度及绒毛成分含量有关。息肉越大,绒毛成分越多,癌变率越高。绒毛状腺瘤癌变率最高,其次是绒毛管状腺瘤,管状腺瘤最低。腺瘤性息肉早期癌变的形态学表现:组织易破碎,脆性增加、表面有糜烂或浅溃疡、组织僵硬、体窄基宽。有糜烂或溃疡的无蒂形腺瘤比有蒂形腺瘤癌变率高,表面及蒂部坚硬感提示癌变,部分患者上述表现共存。腺瘤性息肉大小与癌变通常为正相关。腺瘤性息肉直径＜1cm者,癌变率＜1%～3%,直径在 1～2cm 的腺瘤癌变率达 10%,直径＞2cm 的腺瘤性息肉癌变率高达 50%。息肉组织类型的不同,癌变率亦不同,管状腺瘤性息肉的癌变率低于 5%,混合型腺瘤癌变率在 10%～20%;而绒毛状腺瘤癌变率则高达 50%。临床实践发现腺瘤性息肉的癌变率不仅与腺瘤的大小、组织类型有关,而且与年龄的关系也十分密切。随年龄的增长,腺瘤性息肉的癌变率增加。因此,对结肠腺瘤性息肉,特别是高龄患者,无论其发生部位、息肉的大小、组织类型如何,一经发现应予高度重视,积极治疗。

4.幼年性息肉

约 90% 发生于 10 岁以下儿童,以男孩为多见。外观为圆形或卵圆形,表面光滑。90% 生长于距肛门 25cm 的范围内,直径多数＜1cm,绝大多数有蒂,约 25% 为多发性,组织学上表现为分化好而大小不规则的腺体,有的形成囊性扩张,内储黏液,间质增生,并有较多炎性细胞浸润,有时表面有溃疡形成。此类息肉一般不发生恶变。

5.淋巴性息肉

淋巴性息肉亦称良性淋巴瘤,多见于 20～40 岁成人,亦可发生于儿童,男性略多,多发于直肠,尤其是下段直肠,多数为单发,亦可多发,大小不等,直径可自数毫米至 2～5cm。表面光滑或分叶状或有表浅溃疡形成。多数无蒂,有蒂时亦短粗。组织学上表现为分化良好的淋巴滤泡组织,局限于黏膜下层内,表面覆盖正常黏膜。可以看到生发中心,往往较为扩大,有核分裂象,但周围淋巴细胞中无核分裂象,增殖的滤泡与周围组织分界清楚。淋巴息肉不发生癌变。较少见的是良性淋巴性息肉病。表现为数量很多的淋巴性息肉。呈 5～6cm 的小球形息肉,多发病于儿童。组织学变化与淋巴性息肉同。

6.家族性结肠息肉

家族性结肠息肉病归属于腺瘤性息肉综合征,是一种常染色体显性遗传性疾病,偶见于无家族史者,全结肠与直肠均可有多发性腺瘤,多数腺瘤有蒂,乳头状较少见,息肉数从 100 个左右到数千个不等,自黄豆大小至直径数厘米,常密集排列,有时成串,其组织结构与一般腺瘤无异。

【诊断】

1.症状与体征

除幼年性息肉多见于 12 岁以下儿童,尤其是 5 岁以下小儿外,其余结肠息肉多见于 40 岁以上成人,男性稍多。大部分病例并无引人注意的症状。仅在体格检查或尸体解剖时偶然发现,部分病例可以具有以下一个或几个症状。

(1)便血:最常见的症状是反复便血、间断性便血或大便表面带血,多为鲜红色,致大出血者不少见;继发炎症感染可伴多量黏液或黏液血便,可有里急后重,便秘或便次增多,长蒂或位置近肛者可有息肉脱出肛门,亦有引致肠套叠外翻脱垂者。便血以左侧结肠内的息肉较多见,尤以绒毛状腺瘤及幼年性息肉比较多见,常常呈鲜红色,发生于排便后或粪便表面有条状鲜红色血迹,为出血的息肉压迫粪便形成的痕迹,便时无疼痛。息肉部位较高者,出血常与后半部分软便混合,也可有黏液便,偶伴腹部隐痛,多为息肉牵拉肠壁或肠腔部分受阻所致,单发息肉出血量不多,较少发生继发性贫血等全身性改变。儿童期无痛性血便,以结肠息肉引起者最多见。

(2)粪便改变:包括大便习惯改变和大便形状异常。前者包括大便时间、次数的改变以及便秘或不明原因的腹泻。特别是便秘与腹泻反复交替出现,或者引起腹痛的时候,更要引起警惕。同时,正常的粪便应该呈圆柱形,但如果息肉在结肠腔内,压迫粪便,则排出时往往会变细,或呈扁形,有时还附着有血痕。大肠息肉可以造成较多黏液排出,有时息肉为多发性或体积较大者,亦可引起腹泻或造成排便困难。有些较大的绒毛状腺瘤可以有大量的黏液分泌排出,每天排出的黏液可达 1～3L,排出液内钠、钾含量很高,因此在临床上可造成失水、低氯、低钾、低钠的症状,严重时可以昏迷,休克甚至死亡。

(3)腹痛:比较少见,少数患者可有腹部闷胀不适,隐痛或腹痛症状。有时较大息肉可以引起肠套叠以至造成肠梗阻而出现腹痛。

(4)息肉脱垂:在直肠内带有长蒂的息肉可以在排便时脱出肛门外,息肉部位较低者,排便时可将蒂状息肉推出肛门外,在肛门口见肉红色圆形肿物,便后可自行回缩,若不能还纳可发生嵌顿坏死。此种症状小儿比较多见。

(5)结肠黑变病:一种少见的非炎症性的、良性可逆性疾病。与长期喝减肥茶、便秘有关,易伴发肠癌和结肠息肉。

2.辅助检查

多数大肠息肉无特殊症状,因此诊断除便血或黏液脓血便史以外,主要依靠临床检查。检查步骤一般由简入深。首先做直肠指诊及直肠乙状结肠镜检查。一般距肛门 25cm 以内的息肉均可以发现,并能进行肉眼观察及活组织检查。对肛门 25cm 以上的息肉进行 X 线钡剂灌肠检查及纤维结肠镜检查。X 线钡剂灌肠检查,通过充盈、排空和空气对比三个步骤,对诊断高位息肉及鉴别诊断很有价值,可发现≥1.0cm 的息肉。若发现一个大肠腺瘤后,约有 1/3 病例可以有第 2 个腺瘤,因此乙状结肠镜检查发现腺瘤时应该检查全部结肠。X 线钡剂灌肠检查及纤维结肠镜检查各有其优缺点,钡剂灌肠检查比较易行,病人更易耐受,并发症也少。但即使是气钡双重对比造影对小息肉也比纤维结肠镜容易漏诊,并且不能进行活组织检查。X 线检查时如发现息肉是广基的,或直径>2cm,或表面有溃疡形成,或有浸润现象时,都应高度疑为恶性,需再行纤维结肠镜检查。粪便隐血试验在结肠息肉的诊断中意义不大,有报道阳性率仅占35.13%。螺旋 CT 的三维成像技术对于结肠息肉的诊断可能有帮助。另外,可以进行血尿常规检查,肠息肉伴有慢性出血者可有血红蛋白降低,大便隐血阳性,有时大便可带有多量黏液。

3.鉴别诊断

(1)家庭性结肠腺瘤性息肉病:又称家族性结肠息肉病或家族性腺瘤病。有家族遗传史,在直肠或结肠内布满息肉,大小不等,可因长期出血而贫血,做 X 线钡剂灌肠或结肠镜检即可明确诊断。

(2)Gardner 综合征:本病为常染色显性遗传病,是一种伴有骨和软组织肿瘤的肠息肉病。临床表现与家族性结肠腺瘤性息肉病的特点相同,息肉数目一般<100 个,体积较大,也有高度恶变倾向,但癌变年龄稍晚一些,骨瘤见于头颅、下腭蝶骨、四肢长骨。软组织肿瘤有表皮样囊肿、皮脂囊肿、纤维瘤、硬纤维瘤等。有的同时有甲状腺或肾上腺肿瘤。90%的患者伴有眼底色素性病变。

(3)Turcot 综合征:本病为常染色体隐性遗传病,较少见。临床表现除有家族性结肠腺瘤病外,伴有其他脏器的肿瘤,通常是伴有中枢神经系统的肿瘤,如脑或脊髓的胶质细胞瘤或髓母细胞瘤。因此也有胶质瘤息肉病综合征之称,结肠腺瘤的癌变率高,常在十几岁时已发生癌变而导致死亡。

(4)Peutz-Jeghers 综合征:又称黑色素斑-胃肠多发性息肉综合征。本病为常染色体显性遗传病,40%患者有家族史,多为双亲与子女同胞间有同时发病的。大多见于儿童或青年发病,主要临床表现为黏膜皮肤黑色素沉着和胃肠道多发性息肉病。色素沉着主要分布在口唇、颊黏膜和手指、足趾掌面,呈褐色,黑褐色。由于本病息肉广泛,恶变率相对较低,因而一般予以对症治疗。若息肉大或有并发症出血或肠梗阻时,可外科治疗,结肠息肉可在内镜下电灼切除;大息肉可手术,分别切开肠壁摘除息肉,避免日后发生肠套叠。对本病患者,术后仍需长期随诊,因息肉可复发。

(5)Cronkhite-Canada 综合征:又称息肉病-色素沉着秃发指甲萎缩综合征。本病为获得性、非家族性的疾病。主要特点如下。整个胃肠道都有息肉;外胚层变化,如脱发、指甲营养不良和色素沉着等;无息肉病家族史;成年发病,症状以腹泻最常见,见 80%以上病例有腹泻,排便量大,并含脂肪或肉眼血液,大多有体重减轻,其次是腹痛、厌食、乏力、性欲和味觉减退。

(6)肛裂:多有便秘史,排便时肛门有疼痛感,粪便表面有血迹,色鲜红,不与粪便相混杂,有时亦从肛门滴血,用手指按压肛门两侧,使肛门外翻,在肛门正中线前后方可见有裂缝存在,病史较长者可见到前哨痔。根据便秘、疼痛、便血三症状和肛裂、前哨痔、乳头肥大三体征等典型表现即可区分。

(7)痔:类似息肉便血,用肛镜检查或用手指压迫肛门两侧使其外翻可发现痔静脉扩张。

(8)梅克尔憩室出血:有腹痛等炎症表现,平时一般无出血,可与息肉自动脱落出血相鉴别。

(9)溃疡性结肠炎:该病见于年龄较大儿,粪便中除血液外尚有大量黏液和脓,粪便稀薄,排便次数多,并有里急后重感,纤维结肠镜检查可见黏膜充血及散在的溃疡面。

(10)痢疾、过敏性紫癜和血小板减少性紫癜:根据病史、查体及化验检查一般容易区分。

【治疗】

1.治疗及治疗风险防范

大肠腺瘤一经发现,均应及时予以去除。根据腺瘤的大小、部位、数目,有无癌变等情况,去除的方法应有所不同。经内镜摘除腺瘤是最简便、首选的方法。内镜下介入治疗包括以下几种方法:①注射疗法(无水乙醇、硬化剂);②套扎疗法;③微波治疗法;④激光治疗法;⑤高频电切、电凝法。由于纤维结肠镜的问世和发展,与纤维结肠镜配套应用的器械的不断完善,不但可通过肠镜采取活组织检查标本,并可对<2.0cm 直径的有蒂腺瘤进行圈套电灼切除术。对有蒂腺瘤套摘后,需注意基底部有无出血,必要时可对基底部加做电凝止血。广基腺瘤的处理应视大小和部位区别对待。<1.0cm 的广基腺瘤癌变可能极小,可一期咬取活组织做病理检查后电灼切除。对 1.0~2.0cm 的基腺瘤,宜先做活组织检查,确定非恶性或无癌变后,一二期经内镜电灼切除。对位于距肛缘 8cm 以内>1.0cm 的广基腺瘤可经肛管或经局部切除,整块切除肿瘤,包括四周 0.5~1.0cm 正常黏膜做整块活检,避免分块切取活检。如广基腺瘤>2.0cm,位于距肛缘 8cm 以上的结直肠内时,要经腹做肠段切除术。对大肠多发性息肉的处理,首先应通过内镜进行活组织检查,以明确息肉的性质。如息肉确系腺瘤,那么原则上多发性腺瘤应做病变肠段的结肠部分或结肠次全切除术,除非腺瘤仅 2~3 个,分布极分散,而腺瘤又较小,可以考虑经纤维结肠镜予以电灼切除,并严密随访观察。定期复查。如腺瘤数较多,即使较小,亦仍应做结肠部分切除或结肠次全切除术,一般反对姑息性的结肠分段切除术,如息肉非肿瘤性,则无恶变危险,可暂予随访观察,定期复查,无须手术处理。

结肠息肉特别是腺瘤性息肉即属癌前病变,一旦检出均应处理,原则上经内镜下切除或破坏。大多数息肉可通过内镜处理后治愈。内镜下无法切除和破坏的息肉应积极手术治疗。手术治疗原则为:①单个息肉可行切除加病检同时进行。②多发息肉或息肉较大有恶变征可经肛门肛窥肠镜进行病理活检以除外恶变。③低位或长蒂脱出息肉可用肛窥、直乙镜、套扎或经肛门直接切除。④广基或多发息肉可经腹、会阴、骶尾部行肠壁肠段部分切除。⑤高位息肉可行纤维结肠镜高频电切。⑥息肉有癌变应按肿瘤行根治性切除术。摘除或切除的腺瘤应仔细切片检查,若无癌变则无须进一步治疗。腺瘤性息肉癌变一般为高分化型,常发生于带蒂息肉的顶部,不侵及黏膜肌层。如果发现只局限在息肉表面黏膜层的癌变(原位癌),只要腺瘤已全部摘除,同样不需进一步手术治疗,但需随访观察,原则上在初次结肠镜检时,应同时将发现的全部腺瘤性息肉清除。随访适宜于 1 年内进行,以发现前次治疗遗漏的任何病变及可能出现的新病变。如随访正常,下次随访检查的间隔时间为 2~3 年。

2.预后

结肠息肉的病情演变及转归,应根据其病理类别而定,常见几种病变的转归与预后简述如下:腺瘤,由于可能为多发性或有癌变并存,而且目前有越来越多的证据,认为随着时间的推移,在一定条件下,良性息肉样肿瘤都会发生恶变。容易发生恶变的情况如下。

(1)多发腺瘤直径>2.5cm,或手指、器械触之较硬,或充血明显,或表面有溃疡,即应考虑有癌变的可能性,而其癌变的可能性应与腺瘤性质和大小的不同而有所不同。

(2)乳头状腺瘤发生癌变的可能性颇大,被认为是癌前期病变,其恶变率一般认为在 30% 左右。因其临床表现为排出黏液,甚至可大量黏液排出或可发生大量黏液性腹泻,每日可达 3000mL 以上,而导致严重脱水、电解质紊乱、循环衰竭、酸中毒等代谢紊乱。如果不及时给予补充治疗并对腺瘤进行处理,可以造成生命危险。

(3)儿童型息肉,以儿童期多见,成年后反少见,但值得注意的是国内曾有过此种息肉恶变的个例报道。

(4)炎症性息肉、增生性息肉,除炎性息肉可能会发生癌变,尚难定论或存在可能性之外,增生性息肉临床上无症状,多是肠镜检查时偶尔发现,由于其病体小,多在 0.5cm 左右,常不引起身体的不适。

(5)家族性息肉病,是一种少见的遗传性息肉病。结、直肠内布满息肉状的腺瘤,癌变只是迟早而已,而且癌变常可不限于一处,为多中心,实际上部分病人就医时已经是大肠癌。

第二节　结肠穿孔

一、流行病学

结肠粪性穿孔(SP)是一种少见的致使性急腹症,1972 年,Bauer 报道 4 例,并复习文献共25 例,以后文献上陆续有病例报道。1990 年,Serpell 统计 1984～1990 年世界文献共 64 例,1995 年,报道 3 例。结肠粪性穿孔的发病率不详,但根据尸体解剖发现,发病率＞5％。

二、病因

慢性便秘是粪性溃疡的主要致病因素。其发病机制可能为:①结肠内的干结粪块直接压迫肠黏膜,使黏膜发生压迫性缺血坏死,进而形成溃疡乃至穿孔;②大量的粪块淤积于结肠内使肠管高度扩张,肠内压力升高并超过肠壁的毛细血管弥散压,特别是系膜缘对侧的肠壁,导致肠壁的缺血和坏死;③粪块引起的机械性肠梗阻,肠内压升高而致的直接穿孔,尤以当肠壁已有病变存在时。粪块作用使肠腔扩张,当内压高于肠壁毛细血管灌注压时,特别是对系膜缘,首先发生溃疡,随后导致穿孔。粪性穿孔多发生于乙状结肠和直肠乙状结肠交界处,因为此处易形成粪块;结肠远端横结肠中段血供较差;以及乙状结肠和直肠乙状结肠外管腔最窄,肠腔压力高达 0.49～1.81kPa(5～100cmH$_2$O)。

三、病理

粪性溃疡有两种:①发生于梗阻病变近端的某一部位;②粪块直接压迫形成。溃疡外形常与嵌塞粪块的形状相似。溃疡深度超过黏膜,常为多发。穿孔发生于溃疡中部,呈圆形或卵圆形。组织学显示缺血性坏死和炎症反应。Grinvalsky 的描述是肠黏膜受粪块压迫变平,黏膜缺血坏死形成单发或多发的溃疡病灶,其轮廓与邻近的粪块形状相似。镜下见黏膜剥脱,组织缺血坏死和程度不等的炎症反应。上述病理特征是区别 SP 与结肠特发性穿孔的主要根据。因为临床上两者均有便秘史,但后者的穿孔呈撕裂状,肠黏膜外翻,组织病理检查正常。

由于粪性穿孔的结肠存留大量粪块,部分病人为多发穿孔(21％),组织炎症和坏死过程并非仅限于穿孔区域,而穿孔呈开放状态,故非手术治疗难以治愈。

四、临床表现

SP 好发于老年人,腹痛一般开始于左下腹,逐渐累及全腹,排便活动往往致腹痛突然加剧,就诊时均已有腹膜炎表现。约 1/3 的病人可因肠内的大量粪块而在腹部触及包块。半数病人在腹部 X 线平片有膈下游离气体,有时还可见粪块阴影和钙化粪块影。诊断性腹穿有助于了解腹膜炎的性质。SP 缺乏特异的临床表现,术前确诊率低,Serpell 统计仅为 11％。提高术前确诊率的关键在于对本病有充分的认识,Serpell 提出当老年腹膜炎患者病前有慢性便秘史,腹部可触及包块,腹部 X 线平片上有膈下游离气体和粪块阴影时,应高度考虑为结肠粪性穿孔。

五、治疗

SP 一旦发生须及早手术。对穿孔结肠的处置方法,根据腹腔污染程度,病人情况等主要有 3 种:①病变段结肠切除加近端段结肠造口术;②穿孔段结肠外置造口;③穿孔修补关闭加近端段结肠造口。多数学者主张早期行穿孔段结肠外置造口术,因为术式简单安全,尤其当病人情况不佳,手术时间受限时,穿孔部位过低外置造口困难时改行穿孔修补关闭加近端段结肠造口。自 20 世纪 80 年代起,随着对本病的认识加深,趋向首选病变肠段切除加近端段结肠造口,其次为肠外置造口。Serpell 和 Guyton 比较了几种手术方式结果,发现无论是术后病死率还是并发症结果均以病变结肠切除加近端段结肠造口术为最低。Serpell 认为结肠粪性溃疡往往为多发,有时炎症和坏死病变累及一段肠管,加上近端段结肠往往充满粪块并高度扩张,故相比之下病变段结肠切除加近端段造口术能降低再次穿孔和肠瘘的发生率。此外,切除了高度扩张的结肠,对改善便秘亦有益。Guyton 强调术中要仔细检查所有的结肠其浆膜面是否完整,他发现结肠浆膜的裂伤处下面往往有粪性溃疡存在,一经发现浆膜面有裂伤应将该段肠管切除。

六、预后

本病的预后差,术后早期多死于严重的感染性中毒性休克。预后差与下列因素有关:①病人多有高龄并伴有其他内科疾病;②穿孔一旦发生后病人全身情况迅速恶化;③手术时病人均已有腹膜炎存在,病情重笃。改善本病预后的关键在于提高对该病的认识,做到早期诊断和手术。

第三节　类癌和类癌综合征

类癌是一种特殊的肿瘤,它的组织结构像癌,但既不完全属于恶性,也不完全属于良性。以"生长缓慢的恶性肿瘤"和"界于良性与恶性肿瘤之间的中间状态"为其特征,又因较少转移,故称类癌。由于大多数前肠管和中肠管器官(如胃、十二指肠、空肠和回肠等)的类癌细胞对银盐着染,又称为嗜银细胞瘤。临床上类癌少见,但可发生于消化道的任何部位和肠外器官(如支气管、胸腺、甲状腺、卵巢、睾丸等),其中以阑尾、直肠和回肠相对多见。消化道类癌发生于近 Lieberkuhn 腺基部黏膜的嗜银细胞,因为该细胞能产生多种生物活性胺,故类癌亦称肠胺瘤。这些活性物质主要有 5-羟色胺(血清素)、组胺、激肽释放酶、缓激肽和前列腺素。其中以 5-羟色胺最具有药理活性。类癌细胞分泌的活性产物引起的皮肤潮红、腹泻、头晕和心脏病变等临床综合征,称为类癌综合征。

一、阑尾类癌

【流行病学】

阑尾切除术的病人中阑尾类癌的检出率 0.3%～0.9%,尸检报告发病率为 0.009%～0.

17%，阑尾类癌虽少见，但在消化道类癌中发病率最高，约占 50%，超过其他部位类癌的总和。同时阑尾类癌也是阑尾恶性肿瘤中最常见的一种，占所有阑尾肿瘤的 32%～57%。

阑尾类癌大多发生在青年人，大量流行病学研究显示平均诊断年龄在 38～49 岁。其中杯状细胞类癌则较晚，为 52 岁。发病率女性和男性之比为（2～4）：1。这种差异可能是由于妇科手术附带切除阑尾，致使阑尾切除标本有了性别差异。

【病理】

一般阑尾类癌 71% 发生在阑尾尖端部，22% 位于体部，仅 7% 位于基底部。且肿瘤体较小，70%～90% 阑尾类癌直径＜1cm，4%～25% 为 1～2cm，＞2cm 者不足 2%。

大体检查，阑尾类癌呈灰白色，质硬，界限相当清楚，但无包膜。它们经甲醛溶液固定后呈特征性的黄色，位于阑尾尖端的类癌常形成典型的"钟锤"结构。镜下典型的类癌由小的单一细胞形成实性巢，伴有腺泡或玫瑰花结形成。肿瘤细胞具有亲银和嗜银性，重氮反应阳性；超微结构显示肿瘤细胞充满多形性致密核心分泌颗粒；免疫组化染色显示神经元特异性烯醇化酶、嗜铬素、5-羟色胺、钙结合蛋白-D28K 呈阳性反应，并不恒定地表达多种肽类激素。

【诊断】

1.症状与体征

类癌分泌的 5-HT 及组胺等物质可引起类癌综合征。但阑尾类癌往往不具类癌综合征表现。这可能与胺类物质在肝灭活及肿瘤体积小致 5-HT 分泌量少等原因有关。只有当瘤体较大或广泛转移以及肝灭活功能不佳时，活性物质才会大量进入血液引起类癌综合征。故该综合征的出现可帮助诊断类癌的转移和复发。阑尾类癌通常无症状或无特征性的临床表现，当肿瘤梗阻阑尾腔时可引发阑尾炎症，表现为急慢性阑尾炎，部分患者也可出现右下腹包块及消化道出血等症状。有研究显示阑尾类癌患者与阑尾炎患者相比，发病年龄较大，且血液白细胞计数较低。

2.诊断风险防范

由于阑尾类癌缺乏特异的临床症状和体征，极易误诊为急慢性阑尾炎，术前诊断非常困难，大多因其他原因行剖腹探查时偶然发现。只有极少数伴发类癌综合征时，如遇到有转移性或固定性右下腹疼痛、压痛或包块的病人，合并颜面潮红、腹泻、哮喘样发作、肝增大、肝内多发转移结节及右心瓣膜病变等表现时，才可能在术前诊断。

有以下情况应高度怀疑阑尾肿瘤：①阑尾炎症不典型，有慢性阑尾炎病史或表现为阑尾炎性包块，经治疗后肿块不能完全消失或消失后又复发者；②慢性低位性结肠梗阻，右下腹隐痛或可触及活动肿物；③钡灌肠发现阑尾不显影或明显充盈缺损，回盲部有明显压迹或受压移位，回肠末端和盲肠内侧间距增宽，或盲肠内侧壁有不规则充盈缺损等 X 线特点；④术中探查阑尾，从外观估计阑尾肿瘤的病理类型，典型的类癌常表现为阑尾尖端小球状肿胀、膨大。因此，对于右下腹包块者应行腹部 CT、B 超或血癌胚抗原检查，以提高检出率并与其他腹部肿块相鉴别。纤维结肠镜仅对阑尾基底部肿瘤有诊断意义。

总的来说常用的 X 线气钡灌肠、B 超和 CT 等检查对阑尾类癌的早期诊断价值不大。对疑似病人，生化检验有助于诊断。患者血中的 5-HT 含量增加，尿中 5-羟吲哚乙酸（5-HIAA）、组胺排出增多。

　　尽管阑尾类癌的术前诊断率很低,但与此同时我们仍应重视对阑尾类癌的术中诊断,因为术中正确诊断可以减少术后二次手术率。强调术中对阑尾的仔细检查和快速活检是正确诊断的两个关键。当阑尾远端触摸到黄色或白色、较硬的圆形肿物时应警惕此病,必要时送快速切片。

　　阑尾类癌几乎不发生转移,可能因为阑尾类癌在早期或相对早期就表现出阑尾炎的症状,被拟阑尾炎早期手术切除。另外阑尾本身就是一免疫器官,其免疫功能起一定作用。肝转移罕见,淋巴传播是主要途径。

【治疗】

　　阑尾类癌是低度恶性肿瘤,具有浸润和转移的特征,其治疗原则和大多数恶性肿瘤一样,首选早期手术切除。术后还可根据病情适当辅以化疗和支持治疗。其中外科手术治疗是非转移性肿瘤的治疗选择,而对转移性类癌来说,给予生长抑素类似物等可以改善生活质量。

　　1.手术治疗

　　大多数阑尾类癌患者是无症状的,或者偶然发现且肿块<1cm,这类患者的治疗仅行阑尾单纯阑尾切除术就够了。对于肿瘤大小为1~2cm的,其治疗方案应根据肿瘤的部位来决定。如果肿瘤位于阑尾根部或者侵犯阑尾系膜,建议行右半结肠切除术。阑尾肿瘤为1.5~2cm的,如果能够通过单纯的阑尾切除完整地切除肿瘤,那么仅行单纯的阑尾切除就足够了,因为这样大小的肿瘤很少发生远处转移。如果阑尾肿瘤>2cm,其远处转移率较高,则需行右半结肠切除术,以减少局部复发。对青年患者,适当放宽根治手术指征是必要的,术后还可考虑加用化疗巩固疗效。

　　2.化学治疗

　　阑尾类癌直径<1cm者,几乎不发生转移,行单纯阑尾切除已足够,不需进行化疗;直径在1~2cm者,可视为交界性肿瘤,切除后可适当观察或化疗。直径>2cm和直径>1.5cm但有明确转移者应视为低度恶性,可行右半结肠切除术,术后进行化疗。

　　总的来说,类癌对放、化疗不敏感,可采用链佐星(链脲霉素)、氟尿嘧啶、多柔吡星及干扰素-β等药物联合应用。

　　3.类癌综合征的治疗

　　对晚期患者出现类癌综合征时,应注意:①避免摄入可诱发皮肤潮红和腹泻的食物,如蛋、奶制品、柑橘等。合并贫血和心力衰竭患者,可适当输浓缩红细胞并给予强心利尿治疗。②抑制胺类激素的合成:如5-氟色氨酸、甲基多巴等。③血清素对抗剂,如二甲麦角新碱以及氯丙嗪、酚苄明(苯苄胺)等。④对症治疗,治疗腹泻,可口服复方地芬诺酯、氯苯哌酰等,对支气管哮喘样发作的类癌患者,可口服喘定或应用氨茶碱和肾上腺皮质激素,如地塞米松等。

【预后】

　　阑尾类癌虽然属于一种交界性恶性肿瘤,但其恶性程度和远处转移率较低,生长缓慢,自然病程较长,生物学表现较为良性,绝大多数患者预后良好。目前总体的5年生存率病变局限者为94%,局部浸润者为85%,有远处转移者为34%。伴有类癌综合征者预后较差,因为多半已有远处转移。

　　总的来看阑尾类癌是一类罕见病,临床上极易忽视和误诊,术前诊断十分困难。由此临床医师应提高警惕,在行阑尾切除时应仔细检查有无此病的可能,必要时送快速切片,避免再次手术,增加病人痛苦。总体而言,阑尾类癌的预后良好,在术中可依据肿瘤位置、大小、浸润深度、有无转移和年龄等因素综合决定手术方式和范围。

二、直肠类癌

【流行病学】

直肠类癌在非洲人群和亚洲人群中发病率更高一些。黑种人与白种人发病率之比为 2.3：1;亚洲人与非亚洲人的发病率之比为 4.99：1。直肠类癌可发生在任何年龄,文献报道最大 89 岁,最小生后 10d,平均 51 岁,男女发病率相近。

【病理】

直肠类癌常位于前壁或侧壁,呈圆形,通常无溃疡形成。瘤体多位于黏膜下层,结节状,一般较小,＞3cm 少见。切面呈灰白色或淡黄色,界限清楚。类癌最独特特征之一是经甲醛固定后呈黄色。镜下癌细胞小而规则,多角形,胞质含嗜酸性颗粒,核圆形,位于细胞中央,大小相仿,核分裂象少见。病理检查直肠类癌大体上可呈结节状、息肉状、溃疡性病变,早期为黏膜固有层深部的小结节并逐渐向黏膜下甚至肌层发展,表现为扁圆形结节,边界清,质偏硬,表面光滑;病变进一步发展,表现为广基息肉样隆起,切面呈淡黄色或深棕色结节,黏膜可出现脐状溃疡;当≥2cm 时多呈菜花样或隆起溃疡型。组织学特征为肿瘤细胞较小,呈腺管样,菊团样,条索状或实心团块状排列,胞质较空或嗜伊红性,形态较一致,核圆。根据形态可分为腺样型(此型最多见)、条索型、实心团块型和混合型。

类癌为 APUD 源性,免疫组化染色神经内分泌标记物有多种表达,多数癌细胞呈嗜铬颗粒蛋白(CgA)(＋),部分癌细胞对 NSE,Syn,5-HT 和多种肽类激素呈阳性反应。电镜下,类癌细胞胞质中可见高电子密度神经分泌颗粒。

【诊断】

1.症状与体征

直肠类癌临床表现与肿瘤大小相关,微小的直肠类癌多无症状,由于肿瘤生长缓慢,患者多无特殊症状,病史较长,瘤体增大后可出现大便习惯改变、便秘、便频、便血、肛门疼痛、腹痛腹泻、体重减轻及梗阻等症状,与直肠常见疾病如内痔、肛窦炎、直肠息肉、直肠癌表现相似,难以鉴别。诊断主要依靠直肠指检、肠镜和 X 线检查,最后确诊需靠病理。

绝大多数直肠类癌位于距肛门 8cm 以内,多可通过直肠指诊发现。早期类癌常呈粟粒或绿豆大小的结节,质地坚硬,位于黏膜下,可推动,表面黏膜光滑,肉眼观察呈灰黄色;直径＞1cm 的类癌表现为广基的息肉样隆起,肿瘤浸润肌层后固定而不能推动,当肿瘤浸润肠壁一周呈环行狭窄时,与一般腺癌难以鉴别。

2.辅助检查

除了根据临床表现外,肠镜活检是确诊的主要方法,直肠类癌多见于直肠下端前壁或侧壁,肠镜下的典型表现为黏膜下单个结节状广基隆起,质硬,推之可移动,黏膜表面光滑,颜色较苍白或发黄。活检的阳性率与取材技术相关,因表面有正常黏膜覆盖,故应深挖或多次活检以取到黏膜下组织才能确诊。当肿块增大,黏膜表面形成溃疡时,肠镜表现不易与结、直肠癌鉴别。普通肠镜很难准确判断直肠类癌的实际大小、肠壁起源、浸润深度和组织学特征,最有效的方法是直肠内镜超声检查。在肠镜的指引下准确定位,将超声探头置于肠壁隆起处,可显示病灶与直肠壁各层次的关系,从而判断类癌的起源、大小、内部回声、边界、有无肌层和周围血管浸润。典型表现为黏膜下层或黏膜层中边界清晰、回声均匀的低回声结节,而息肉多为黏膜层的强回声肿块,脂肪瘤多为黏膜下层的强回声占位。故超声内镜不但可对直肠类癌与其他黏膜下肿块进行鉴别,还可在直肠类癌治疗前明确病灶范围、深度、是否有周围淋巴结转移,从而有助于治疗方式的选择。

从组织学上较难判断类癌的良、恶性,主要取决于肿瘤的大小、表面情况、浸润深度、组织学分化程度和有无转移,其中以肿瘤的大小和是否侵入肌层最为重要。研究表明,肿瘤良、恶性与大小显著相关,肿瘤直径≥2.0cm 者 60%～80%有转移,1.0～1.9cm 者 10%～15%有转移,<1.0cm 者转移不足 2%。因此,一般将肿瘤直径是否≥2cm 作为判断直肠类癌良、恶性的关键指标。

【治疗】

直肠类癌的治疗以手术治疗为主,对放疗或化疗均不敏感,当出现浸润转移者治疗效果差。因而对于直肠类癌的治疗应立足于早期诊断,早期治疗。

1.手术

对于肿瘤直径<1cm 的患者,一般行局部切除术,直径在 1～2cm 的患者,需行局部扩大切除。同时需关注切缘及肿瘤浸润深度,如切缘阳性,则需改行扩大切除或根治术;如肿瘤已浸润肌层,应行根治性手术。肿瘤>2cm,应行根治性切除。近年来出现的直肠腔内显微外科(TEM)可在显微镜辅助下使得完整切除病灶变得容易起来。对于直径在 1～2cm 直肠类癌,超声内镜评估后,行局部切除也是可行的。但内镜超声检测肿瘤浸润深度的准确率仅 75%,因而在局部治疗后应密切关注病理结果(切缘及浸润深度)。对于直径>2cm 的直肠类癌,且有肝或淋巴结节转移,按直肠癌伴转移处理原则处理。为缓解症状,如出血、里急后重、梗阻等,姑息性的局部切除也是可行的。

2.化疗

一般多使用单药化疗,主要有氟尿嘧啶,阿霉素,放线菌素 D,dacarbazin 和 streptozocin,但效果不佳。因此,又有多个Ⅱ期临床试验对联合化疗做了研究,但在化疗有效率上都没有相应地增加,氟尿嘧啶联合链佐星加或不加 CTx 被研究得最为广泛。

3.转移灶的治疗

术后转移的器官主要是肝,由于直肠类癌发生肝转移极少出现类癌综合征,故术后应定期行 B 型超声或 CT 检查。对于发生肝转移者,如病变为孤立灶或局限于一叶的多个病变,全身情况允许,仍可手术切除治疗(局部切除或肝叶切除);如肝转移灶广泛、全身情况较差可行肝动脉介入化疗、栓塞或冷冻治疗等,同样可减轻症状,延长生存时间。

4.类癌综合征的治疗

同阑尾类癌出现类癌综合征的治疗。

【预后】

直肠类癌预后较好,5 年生存率为 88.3%,已有区域转移的直肠类癌患者 5 年生存率为 41%,已有远处转移则为 7%。

　　总之,随着防癌意识的加强以及结肠镜的广泛应用,越来越多的直肠类癌将被发现,早期诊断、及时规范化治疗是提高疗效的关键。

第六章　直肠、肛管疾病

第一节　直肠和肛管损伤

肛门直肠由于有骨盆的保护,平时损伤较为少见,其发生率约占腹部外伤的 0.5%~5.5%。但如果诊治不及时,可能发生严重的感染并发症。直肠损伤的死亡率可达 0~10%,并发症发生率达 10%~45%。直肠和肛管损伤有如下特点:①肠内容物含细菌多,易感染;②周围疏松组织多,血运差,感染易扩散;③常合并其他组织器官损伤,如骨盆骨折、尿道损伤、出血休克等;④发病率较低,易误诊、漏诊;⑤后期并发症多,治疗困难,预后欠佳。

【病因】

常见的结直肠肛管损伤的原因有:

1.武器伤

如弹片、枪弹等损伤,在战时最为常见。

2.刀刺伤

平时和战时均可发生。伤口小,伤道深。

3.异物插入伤

为木桩、竹刺、铁棍、工具柄等所致的损伤。或直肠内塞入玻璃瓶,铁钉或其他异物损伤直肠,此类损伤近年来有增加的趋势。

4.骨折碎片刺伤

暴力所致骨盆骨折碎片刺伤直肠。

5.压榨伤

当腹部受到突然挤压,如拳打脚踢或爆炸时的气浪冲击等,肠道内的气体可能挤压入直肠引起肠壁破裂。

6.撕裂伤

外力作用下会阴撕裂,裂口沿肛管向下,累及肛管、直肠。

7.手术损伤

盆腔、会阴手术均有误伤直肠的可能。

8.器械损伤

肠镜检查,组织活检,妇科刮宫,取环,膀胱镜检等可造成肠壁撕裂、穿孔。

分类:

1.Robertson 按解剖位置提出的分类

①腹膜反折以上的损伤;②腹膜反折以下,肛提肌以上的损伤;③肛提肌以下的肛管括约肌及周围皮肤损伤。

2.美国创伤外科协会修订的直肠损伤按损伤程度分为五级

①部分直肠壁受损致血肿或裂伤为Ⅰ级;②直肠裂伤小于其周径的50%为Ⅱ级;③裂伤超过其周径的50%为Ⅲ级;④直肠全层破裂并伤及会阴部者为Ⅳ级;⑤直肠损伤且其血供受阻断为Ⅴ级。

【病理】

病理变化随损伤的程度、部位、范围、时间和有无脏器合并伤而异。轻的只有黏膜撕裂和肌层裂开,重的可出现肌层全层破裂和广泛括约肌损伤,若伴有大血管和骶前静脉丛损伤,可引起大出血休克,甚至死亡。腹膜反折以上的直肠损伤常引起化脓性腹膜炎,腹膜反折以下的直肠损伤可引起周围间隙感染,如盆腔蜂窝织炎、直肠后间隙和坐骨直肠窝感染。因这些间隙较大,加之厌氧菌混合感染和粪便污染,如处理不当,极易并发广泛坏死和毒血症、败血症,甚至死亡。医源性损伤性质轻微,范围小,多数仅有黏膜损伤,即使肠壁穿破亦仅限一处。因检查前多有肠道准备,故感染较轻。直肠外瘘、直肠膀胱瘘或直肠阴道瘘等则常为直肠损伤后的并发症。

【诊断】

及时、正确的早期诊断和早期处理是提高直肠肛管损伤疗效的关键。腹膜反折以下直肠、肛门开放性损伤,根据外伤史及伤道情况易做出诊断。但在闭合性损伤而肛门外部无伤口时,早期临床表现常被其他脏器损伤症状所掩盖,易延误诊断。据文献报道,直肠和肛管的损伤延误诊断率可高达50%。

诊断时应重视外伤史及伤道情况。直肠和肛管的损伤的主要原因为高空坠落、工伤和交通事故伤,在农村则以摔伤、牛角顶伤为多见。一般来说,高空坠落、跌倒、打架或牛角顶伤等致直肠和肛管的损伤时,常有锐器或钝器从会阴部、肛门或臀部向上刺入,可伤及肛门直肠及其周围组织,甚至损伤到阴道、尿道和膀胱等盆腔脏器,伤情较为复杂,伤道周围组织损伤严重。常表现为伤口或肛门出血、腹膜炎,或伤口有粪便流出,甚至漏尿。此时,常可根据报道情况来判断伤情并及早做出诊断。

注意有无休克、大出血等严重危及伤者生命的合并伤。若存在这些情况,应首先抢救处理,再做其他必要的检查,以免耽误伤情。车祸撞、挤、压伤,重物压伤和搅拌机搅伤等伤情往往较为复杂,创伤大,且合并较多,若不及时诊断,则可导致严重的不良后果。常见的合并伤有骨盆或下肢骨折,泌尿道、阴道、胸部和腹腔内其他脏器等损伤。合并休克时,应注意有无腹腔内实质脏器损伤、腹膜后大血肿、大血管损伤或严重的骨盆骨折等。

在其他脏器损伤为主要表现时也应排除有无直肠和肛管的损伤,若漏诊或延误诊断,可发生肛门直肠周围间隙感染、肛瘘或肛门狭窄等相应的并发症,使这些并发症的处理难度增大,甚至造成某些不可挽回的不良后果。因而必须作细致、全面的体格检查,必要时采用其他的辅助检查协助诊断。临床疑有直肠肛管损伤时,应常规行直肠指检。有损伤时指套上常有血污或发现肠腔内有血块,若损伤部位较低时可以摸到破裂口。若指检阴性,又疑有直肠和肛管的损伤时,在病情许可时可行直肠镜检查,常能明确损伤的部位和范围。

Burch等报道直肠损伤肛门出血中80%指检阳性,而直肠镜检查有88%为阳性,其中38%为肛门出血而直肠指检阴性者;直肠指检或直肠镜检查总的诊断率为85%。若疑腹膜反折以上直肠损伤或合并腹内其他脏器损伤时,应做腹腔穿刺,如果抽出粪性液体时有助于诊断。必要时可行 X 线检查,以便观察和分析有无直肠异物,尚可确定有无膈下游离气体和骨折等情况。

【治疗】

1.非手术治疗

单纯的非手术治疗仅适用于少数伤者。Morken 提出,直肠损伤保守治疗的标准为直肠损伤等级系统在 II 级以下,损伤范围不大,没有大的合并伤,在伤后 8 小时内治疗,且生命体征稳定者。如直肠黏膜挫伤出血时可先予保守治疗,包括禁食、补液、使用止血药物和抗生素治疗,必要时经肛门填塞缠绕油纱布的肛管压迫止血,一般不需要手术治疗。但应密切观察病情变化,一旦出现高热、会阴部肿痛等病情加重征象时应及时中转手术治疗,以免引起不良后果。

2.手术治疗

绝大多数直肠和肛管的损伤都需要手术治疗,笔者所在的中山大学附属第一医院结直肠肛门外科收治的 41 例直肠和肛管损伤中手术率达 95%,效果良好。手术原则是优先处理严重合并伤(如颅脑损伤、血气胸和腹腔内实质性脏器破裂出血等),再行直肠和肛管损伤的手术治疗。

处理直肠损伤通常安全的办法是在穿破直肠的近端行结肠造瘘术,使粪便转流,同时对破损肠壁进行修补。但有时也可按损伤的部位和范围、损伤后至治疗前相隔的时间等不同因素采用不同的方法,如破损处无法修补,可行 Hartmann 手术。医源性直肠损伤如直肠镜检查时直肠上段穿破后能及时发现,可以立即剖腹探查、并将穿破处作双层间断缝合,近端结肠可以不造瘘,腹腔一般也无须引流,多数可一期愈合。

对于腹膜反折线以上直肠损伤,除近端结肠造瘘外,如破损处范围不大,可将肠壁上的创口缝合,腹壁切口也一期缝合而不需引流。如穿破的位置过深不易缝合,或穿破的范围过大不能缝合者,则除近端结肠造瘘外还需在创口附近放置引流。

如穿破处在腹膜反折线以下,创口一般不能经腹部切口缝合。这种情况下,除经由腹壁切口作乙状结肠造瘘外,最好再通过会阴部切口引流直肠周围间隙。通常是在尾骨前面作一纵形切口,切除尾骨,并自骶骨前凹探达直肠破损处,将异物或碎骨片取出后放置引流;也可以不切除尾骨,而经肛提肌达直肠旁间隙。直肠冲洗可减少污染机会,降低感染等并发症。Shannon 等报道直肠损伤 27 例行直肠冲洗与不冲洗治疗对照,感染率与盆腔脓肿发生率分别为 15%、8%,46%、8%。创口经上述方法处理后,除继续应用抗生素外,引流管可以逐渐拔出。至肠壁上的创口完全愈合以后,再隔 3 个月后二期手术关闭造瘘口。

在直肠腹膜外穿破时,上述既做结肠造瘘,又行会阴部引流的方法,最为安全有效。单作结肠造瘘而不做会阴部引流,往往容易并发直肠周围脓肿;单做会阴引流而不行结肠造瘘,其创口愈合极为缓慢,多数会形成直肠外瘘。

肛管损伤虽多为外伤所致。但有时为了治疗的目的在肛门周围注射药物或施行手术,也能引致肛管损伤。肛门周围的药物注射量过多或用药不当可造成严重的组织坏死,引起严重感染,可导致括约肌的损伤、失禁和疤痕狭窄。近年来同性恋患者或心理异常者肛管直肠损伤有增加的趋势。

继肛管损伤后遗有括约肌失禁和疤痕狭窄,可用整复手术治疗,根据外括约肌纤维损伤的多少,或者做括约肌环修复术,或者作括约肌重建替代术,但效果不一定满意,故预防这种情况的发生十分重要。

在括约肌功能已经丧失而又不能修复时,需要考虑做结肠造瘘——永久性人工肛门。

第二节 肛门失禁

【病因】

(一)先天性因素

1.先天性肛门直肠畸形。

2.神经系统发育缺陷。

(二)后天性因素

1.外伤

工伤、车祸、战伤,无论锐性或钝性损伤括约肌,后者破坏局部组织影响括约肌功能,造成失禁。

2.肛门直肠疾病

病变侵及直肠下段、肛管或括约肌可造成失禁,如复杂肛瘘、直肠脱垂、环状痔反复脱出等。

3.医源性损伤

手术导致失禁占大部分。如肛瘘手术、产伤、肛裂手术、扩肛术;另外,底位直肠癌保肛手术、骶尾部肿瘤、盆腔化疗等亦可成为造成失禁的原因。

4.神经源性失禁

①中枢性:脑部病变;②周围神经性:骶尾神经、阴部神经受损,糖尿病神经末梢变性;③精神因素。

【病理】

(一)一般分为

1.完全失禁

不能控制干便、稀便和气体。

2.不完全失禁

能控干便,不能控制稀便和气体。

3.感觉性失禁

因肛管皮肤缺损或肛管感受器损失引起的失禁,不自觉地有少量稀便、黏液和气体溢出污染内裤。

(二)病理生理学分类

可将肛门失禁分为感觉性失禁和运动性失禁。

1.感觉性失禁

(1)真性失禁:患者无排便感觉。

(2)部分失禁:不能感觉气体和黏液排出。

(3)溢出失禁:因粪便瘀滞直肠导致括约肌松弛。

2.运动性失禁

(1)应力性失禁:在腹内压突然增高(如咳嗽、喷嚏)时迫使液体便或气体便或气体泄出,是内括约肌损伤,肛门随意性括约肌群减弱之故。

(2)溢出失禁:随意性括约肌群损伤而内括约肌完整。此类患者一有便意立即排便,而应力性排便的病人在感受到有便意时可坚持40～60s以此来鉴别。

(3)完全性失禁:随意性和非随意性括约肌全部损伤,不论有无便意,病人均不能控制排便。

【临床表现】

病人不能随意控制排出粪便和气体,会阴部经常潮湿,污染内裤,腹泻时更重,常有黏液刺激皮肤。①完全失禁:完全不能随意控制排粪便无数次,咳嗽、走路、下蹲、睡眠时都可有粪便和黏液流出,污染衣裤和被褥。肛门周围潮湿、糜烂、瘙痒,或肛周皮肤呈湿疹样改变。②不完全失禁:不能控制稀粪,干粪能控制。③感觉性失禁:不流出大量粪便,当粪稀时,排粪前常不自觉有少量粪便和黏液溢出。

一般来讲,肛管的视诊是正常的,因为大多数大便失禁是①感觉异常;②乙状结肠或直肠收缩不良;③盆底或肛管肌肉功能不良。对这些生理异常因素的判断取决于特异性的肛门直肠试验:肛管直肠测压、钡灌肠、排粪造影、盆底肌电图、盆底动态 MRI 检查、生理盐水灌肠试验。

盆底的放射学检查和肌电图检查是诊断排便异常的重要检查手段,但是这些检查对个别病人可能只能提供有限的信息。作为再训练技术一直用 1500mL、37℃的生理盐水以 60mL/min 的速度注入直肠,这是一种非常好的盆底肌肉功能负荷试验。它能评价排便机制的重要情况。首先,它能够判断直肠收缩产生的压力相对由盆底和肛管产生的压力负荷。盐水注入试验可以更好地对大便失禁进行预测,尽管能够使用这种方法,但是它对再训练目的的帮助是有限的。肛门直肠测压是重要的,但未被广泛用于大便失禁病人,因为操作时间长而对结果的解释需要大量丰富的经验。

【诊断】

诊断肛门失禁的根本方法来自于临床观察。临床医生判定:①是否存在真正的肛门失禁;②肛门失禁可能的原因;③肛门失禁的程度;然后根据患者情况将肛门失禁进行分类。

(一)完全失禁

根据病史诊断较容易,视诊见肛门常张开呈圆形,或见肛门畸形、缺损,肛门部闭合不紧常存留粪便。牵开臀部,见肛门松弛或完全张开看到肠腔。直肠指诊:肛管括约肌无随意收缩反应或仅有轻微收缩力。耻骨直肠肌松弛,肛直角和肛管直肠环不明显,无牵拉反应,咳嗽时无收缩反应。

(二)不完全性失禁

肛门闭合不紧,括约肌收缩力减弱。若内括约肌有代偿,则不易诊断,有时只能借助于仪器测出。

（三）感觉性失禁

常有黏膜外翻。直肠指诊：肛管直肠环和括约肌无异常，但收缩力稍减低。损伤引起的肛门失禁，肛门部常有瘢痕。若括约肌未受伤，但被瘢痕包绕，造成肛门功能欠佳，或因瘢痕牵缩，括约肌不能收缩，影响肛门闭合。若肛管直肠环损伤，可摸到断裂处粘连瘢痕。凡肛门失禁病人都应做肛管直肠压力测定，了解其基础压、收缩压和直肠膨胀耐受容量。应用肌电图，可测定括约肌的功能范围。排粪造影，静息时肛直角低于耻尾线，用力排粪时更下降。肛直角变钝、变直，排便时更加重，并有肠腔变细和黏膜外翻。

【治疗】

根据失禁的原因、程度及病人年龄采取不同的治疗方式。

（一）非手术疗法

训练按时排便，注意饮食习惯，防止腹泻，便后坐浴，保持肛门清洁。提肛训练，加强体育锻炼。

（二）手术治疗

1.肛门环缩术

用于括约肌松弛，不完全失禁者。

2.肛门括约肌修补术

多用于损伤不久的病例，括约肌有功能部分占有 1/2 者。多在 3～6 个月进行，如伤口感染应在 6～12 个月修补，以免肌肉萎缩。若就诊时间晚，括约肌已萎缩变成纤维组织，则术中寻找及缝合困难，影响疗效。

（1）经肛旁肛门括约肌修补术：适应于外伤或手术等所致肛门括约肌损伤。以肛门括约肌附近和瘢痕组织为中心，做弧形切口。切开皮肤和皮下组织，将括约肌断端自瘢痕组织处适当分离，切除瘢痕组织。沿外内括约肌间隙，将内括约肌由外括约肌处分离，并向上分离到肛提肌。分离时注意不要损伤黏膜。钳夹内、外括约肌的断端，交叉试拉括约肌的活动度及松紧度，合适后将直径 1.5～2cm 的肛门镜放入，再试拉括约肌。用丝线分别进行端端间断缝合内、外括约肌，取出肛门镜，缝合皮下组织、皮肤。

（2）经直肠阴道隔括约肌修补术（会阴缝合术）：适用于分娩或外伤所致的陈旧性会阴Ⅲ度撕裂造成肛门失禁的女性患者。沿裂缘上方 2cm 弧形切开阴道后壁黏膜，向下潜行将阴道后壁与直肠前壁分开，寻及外括约肌断端，最后显露两侧肛提肌断缘。游离松解括约肌断端、肛提肌断缘与周围组织的粘连。切除裂缘处瘢痕组织。钳夹拉拢已游离的外括约肌断端，"8"字或褥式缝合两侧肛提肌断缘。切除多余阴道黏膜，可吸收缝线连续毯边缝合阴道黏膜。缝合肛管、会阴部皮肤。

3.括约肌折叠术

适用于括约肌松弛病例。

（1）经肛管前括约肌折叠术：适用于因肛管直肠脱垂、会阴异常下降等造成肛门括约肌松弛，而无缺损的肛门失禁者。在肛门前方 1～2cm 沿肛缘做一半圆形切口，将皮肤、皮下组织翻转，显露外括约肌，在两侧外括约肌和内括约肌之间可见一三角形间隙，间断折叠缝合两侧外括约肌，闭合间隙，使肛管紧缩，最后缝合皮肤。

（2）经阴道内括约肌折叠术：在阴道后壁与皮肤交界处做长 4～5cm 弧形切口，将阴道后壁向上分离，显露外括约肌前部；牵起括约肌，折叠缝合，使其缩紧。将示指伸入肛管，测试紧张度可容二指，最后缝合阴道后壁。

4.Parks 肛管后主盆底修补术

适用于原发性失禁、扩肛术引起的失禁和肛管直肠固定术后仍有失禁的病人。距肛门 2～3cm 在肛缘后方做一弧形切口，向前翻转皮片，在内外括约肌之间向上分离到耻骨直肠肌上方，尽可能显露两侧髂尾肌及耻尾肌。间断缝合两侧肌肉，耻骨直肠肌务必缝合牢固，以使肛直角前移，恢复正常角度，外括约肌亦缝合缩短。

5.括约肌成形术

多用股薄肌或臀大肌移植于肛管周围，代替或加强括约肌功能。适用于括约肌完全破坏或松弛以及无法用括约肌修复术治疗的病人。

（1）股薄肌移植括约肌成形术：先取平卧位，沿大腿内上股薄肌处行 4～5cm 纵切口，切开筋膜，显露股薄肌，向上游离至神经血管束。在膝部内上方行 3～4cm 纵切口找到股薄肌，向上游离与上切口相通。在胫骨结节行 4～5cm 斜切口，找到股薄肌的止点，在肌腱止点的骨膜处切断，将肌薄肌由股上部切口牵出。改截石位，在肛门前、后正中、距肛缘 2cm 处做一切口，用长钳在皮下围绕肛门两侧分离做 2 个隧道，使肛门前后 2 个切口相通。在对侧耻骨结节相对处行 2～3cm 切口，与肛门前切口做 1 个皮下隧道。将牵出股薄肌之肌束通过隧道拉至肛门前方切口围绕肛门一侧到肛门后方，再绕过对侧到肛门前方，由耻骨结节处切口牵出，把股薄肌围绕肛门 1 周，拉紧肌腱，紧缩肛门，固定肌腱于耻骨结节骨膜上，缝合各切口。

（2）臀大肌移植括约肌成形术：适用于肛提肌损伤或肛提肌发育不全者。俯卧位，臀部抬高，在尾骨与坐骨结节之间连线的内侧，左右各行 1～5cm 切口，显露臀大肌，从两侧臀大肌内缘各分出 1 条 2cm 宽的肌束，切断与坐骨结节相连端，保留与尾骨和骶骨相连端。将两侧断端肌束在肛门后方交叉，绕过肛管两侧，在肛管前方与对侧肌束交叉缝合，最后缝合伤口。

6.皮片移植肛管成形术

适用于感觉性肛门失禁，由于肛门皮肤完全缺损和黏膜外翻。修补时切除肛管内的黏膜，将带蒂皮片移植于肛管内，恢复肛管感觉。常用"S"形皮片肛管成形术，或三角皮片或梯形皮片肛管成形术。

【诊疗风险及防范】

1.对于 5 岁以下小儿无论失禁程度轻重，不要急于手术，先用非手术疗法。这是因为随着患儿年龄的增长，肛门控制功能可逐渐恢复；而手术会不同程度损伤控制排便的神经或组织，且患儿术后排便训练不易配合。

2.因肛管直肠脱垂或长期脱出内痔等机械性障碍引起肛门失禁，将原发病治愈后，失禁可自愈，仅少数需手术治疗。其他原因造成的失禁，选择适当的手术方式，或大部分患者可自愈或好转。由于肛门失禁的病因复杂，所以处理上应慎重考虑治疗方案。

3.对于经过修复手术而失败或者不能耐受手术的肛门失禁病人，造口术可为他们提供更好的生活质量。如果适合，首选乙状结肠末端腹外结造口。

第三节　肛裂

　　肛裂是齿线以下肛管皮肤层小溃疡。其方向与肛管纵轴平行,长 0.5～1.0cm,呈梭形或椭圆形,常引起剧痛,愈合困难。而肛管表面裂伤不能视为肛裂,因很快自愈,且常无症状。肛裂是一种常见的肛管疾患,也是中青年人产生肛门处剧痛的常见原因。肛裂最多见于中年人,但也可发生于老人及小儿。一般男性略多于女性,但也有报告女多于男。肛裂常是一个裂口,绝大多数发生在肛管后正中线上。前正中处以女性多见。若侧方有肛裂,或有多个裂口,应想到可能是肠道炎性疾病(如克罗恩病、溃疡性结肠炎及结核等)的早期表现,特别是克罗恩病更有此特点。

一、病因及病理

　　肛裂的病因与下列因素有关:

　　1.解剖因素

　　肛管外括约肌浅部在肛门后方形成肛尾韧带,较坚硬,伸缩性差,且肛门后方承受压力较大,故后正中处易受损伤。

　　2.外伤

　　慢性便秘患者,由于大便干结,排粪时用力过猛,易损伤肛管皮肤,反复损伤使裂伤深及全层皮肤,形成慢性感染性溃疡。有人报告,便秘致肛裂占 14％～24％,但是便秘也可能是肛裂的后果,由于病人惧怕排便所致。此外,产后也可致肛裂,占 3％～9％。

　　3.感染

　　齿线附近的慢性炎症,如后正中处的肛窦炎,向下蔓延而致皮下脓肿、破溃而成为慢性溃疡。急性肛裂发病时期较短,色红、底浅、裂口新鲜、整齐、无瘢痕形成。

　　慢性肛裂病程较长,反复发作,底深不整齐,上端常有肥大乳头,下端常有前哨痔,一般称为肛裂"三联征",前哨痔是因淋巴淤积于皮下所致,似外痔,由于在检查时因先看到此痔而后看到裂口,对诊断有帮助,故称为前哨痔或裂痔。在晚期还可并发肛周脓肿及皮下肛瘘。

二、临床表现

　　肛裂病人的典型临床表现是疼痛、便秘和便血。

　　1.疼痛

　　肛裂可因排粪引起周期性疼痛,这是肛裂的主要症状。排粪时,粪块刺激溃疡面的神经末梢,立刻感到肛门灼痛,但便后数分钟疼痛缓解,此期称疼痛间歇期。以后因内括约肌痉挛,又产生剧痛,此期可持续半到数小时,使病员坐立不安,很难忍受,直至括约肌疲劳后,肌肉松弛,疼痛缓解。但再次排便,又发生疼痛。以上临床称为肛裂疼痛周期。疼痛时还可放射到会阴部、臀部、大腿内侧或骶尾部。

　　2.便秘

　　因肛门疼痛不愿排便,久而久之引起便秘,粪便更为干结,便秘又可使肛裂加重,形成恶性循环。

3.便血

排便时常在粪便表面或便纸上见有少量新鲜血迹,或滴鲜血。大出血少见。

三、诊断

询问排粪疼痛史,有典型的疼痛间歇期和疼痛周期,即不难诊断。局部检查发现肛管后正中部位的肛裂"三联征",则诊断明确。但在肛裂早期,需与肛管皮肤擦伤相鉴别,已确诊肛裂时,一般不宜做直肠指诊及肛门镜检查,以免引起剧痛。对侧位的慢性溃疡,要想到有否结核、癌、克罗恩病及溃疡性结肠炎等罕见病变,必要时应行活组织病理检查。

四、治疗

原则是软化大便,保持大便通畅,制止疼痛,解除括约肌痉挛,中断恶性循环,促使创面愈合。具体措施如下:

1.保持大便通畅

口服缓泻剂或液体石蜡,使大便松软、润滑,增加多纤维食物和改变大便习惯,逐步纠正便秘的发生。

2.局部坐浴

排便前后用 1:5000 温高锰酸钾溶液或 0.25％甲硝唑溶液坐浴,保持局部清洁。

3.肛管扩张

适用于急性或慢性肛裂不并发乳头肥大及前哨痔者。优点是操作简便,不需要特殊器械,疗效迅速,术后只需每日坐浴即可。方法:局麻后,病人取侧卧位,先以二食指用力扩张肛管,以后逐渐伸入二中指,维持扩张 5min。在男性应向前后方向扩张,避免手指与坐骨结节接触而影响扩张,女性骨盆宽,不存在此问题。肛管扩张后,可去除肛管括约肌痉挛,故术后能立即止痛。扩张后,肛裂创面扩大并开放,引流通畅,浅表创面能很快愈合。但此法可并发出血、肛周脓肿、痔脱垂及短时间大便失禁,复发率较高是其不足。

4.手术疗法

对经久不愈,非手术治疗无效的慢性肛裂可采用以下的手术治疗。

(1)肛裂切除术:即切除肛裂及其周围的三角状皮肤,在局麻或腰麻下行梭形或扇形切口,全部切除前哨痔、肥大肛乳头、肛裂。必要时垂直切断部分内括约肌。该法优点是:病变全部切除,创面宽大,引流通畅,便于肉芽组织从基底生长。但其缺点是:留下创面较大,伤口愈合缓慢。

(2)内括约肌切断术:内括约肌具有消化道不随意环形肌的特性,易发生痉挛及收缩,这是造成肛裂疼痛的主要原因,故可用内括约肌切断术治愈肛裂。一般部分内括约肌切断术很少引起大便失禁。方法有以下 3 种。

1)后位内括约肌切断术:截石位或俯卧位,在局麻或全麻下,用双叶镜张开或肛门镜显示后正中肛裂,直接经肛裂处切断内括约肌下缘,自肛缘到齿线,长约 1.5cm,内、外括约肌间之组织也应分离,有时也切开外括约肌下部,以利引流;如有肛窦炎、肥大乳头或外痔,可同时除。对老年人肛门松弛者,合并直肠脱垂和肛门功能不良者,不宜行此手术。

2)侧位开放性内括约肌切断术:摸到括约肌间沟后,在肛门缘外侧皮肤做 2cm 弧形切口,用弯血管钳由切口伸到括约肌间沟,显露内括约肌后,用两把弯血管钳夹住内括约肌下缘,并向上分离到齿线,在直视下用剪刀将内括约肌剪除一部分送活检,证实是否为括约肌,两断端结扎止血,用丝线缝合皮肤。该法优点:手术在直视下进行,切断肌肉完全,止血彻底,并能取组织做活检。

3)侧位皮下内括约肌切断术:局麻后,摸到括约肌间沟,用眼科白内障刀刺入内、外括约肌之间,由外向内将内括约肌切断,避免穿透肛管皮肤。该法优点:避免了开放性的伤口,减轻痛苦。伤口愈合快,缺点:切断肌肉不够完全,有时易出血。因此该手术只适合于有经验的医生。可同时切除外痔和肥大乳头。

(3)肛裂纵切横缝合术:适用于陈旧肛裂伴有肛门狭窄的患者。方法:取截石位,常规消毒、局麻。在肛门裂隙正中线做一纵形切口,上至齿线,下至肛缘,切断部分内括约肌。将肥大乳头、前哨痔、肛瘘一并切除,作创口边缘潜行游离,彻底止血,然后用丝线从切口的顶端至下顶端的皮肤,稍带基底部组织缝合一针,再在缝线的两侧各依此缝两针。缝合张力不宜过紧。最后外敷凡士林和敷料包扎固定。术后5～7天拆线,肛裂即可愈合。

第七章　肝脏疾病

第一节　肝损伤

在腹部创伤中,肝损伤较为常见,占腹部外伤的25%。肝脏是腹腔最大的实质性器官,质地脆而缺乏弹性,周围韧带的固定限制了它的退让余地,尽管位于右侧膈下和季肋深面,受到胸廓和膈肌保护,仍可在肋骨无损伤的情况下发生肝创伤。人自高处坠落,暴力虽未直接伤及肝脏,但仍可因惯性的反冲及应力作用,使肝脏发生严重的撕裂伤。在肝脏因病变而肿大或变性时,受外力作用更易受损伤。

肝损伤后常伴有严重的出血性休克,因胆汁漏入腹腔引起胆汁性腹膜炎和继发感染,如处理不及时或不当,后果严重。据报道其总死亡率为10%,严重肝外伤死亡率高达50%。因此,严重肝外伤的处理仍是一个重要课题。

一、肝外伤分类

1.根据致伤的原因不同可将肝损伤分两大类。①开放性损伤:因锐性外力如利刃、枪弹或弹片贯穿胸腹壁而损伤肝脏。②闭合性损伤:多因钝性外力如打击、挤压、车祸、爆震或高处跌伤等原因使肝脏受到间接冲力作用而损伤。

2.根据肝脏损伤的情况判断、治疗方法、预后及疗效的评定进行分类,目前尚无统一公认的标准。按临床所见我们将肝外伤分为下列五度:Ⅰ度为肝包膜撕裂和实质破裂深度不足1cm;Ⅱ度为肝实质破裂深度在1～3cm,包膜下血肿不超过10cm或肝周围型穿通伤;Ⅲ度为肝实质破裂深度3cm以上,包膜下血肿达10cm或更大,或为中央型穿通性伤;Ⅳ度为肝-叶损坏,或较大的中央型血肿;Ⅴ度为肝后腔静脉破裂,广泛的肝双叶损伤。

3.根据临床需要,将下列情况定为严重肝损伤:①肝破裂有重大肝实质破坏长10cm,深3cm以上。②多发性中等度破裂,有或无血肿。③星状破裂。④肝静脉和肝后腔静脉损伤。

二、病理

肝外伤的主要病理改变是肝组织破裂出血、胆汁外溢和肝组织坏死。大量出血导致循环量减少,出现不同程度的休克。呼吸动作可以加重创伤组织撕裂出血。胆汁外渗引起腹膜刺激症状和继发性胆汁性腹膜炎。大量血液和胆汁积聚于第三间隙,引起脉速、电解质紊乱,可能有代谢性酸中毒,肾功能衰竭和休克肺等。肝中央型破裂系中央的实质破裂,肝表层组织损伤不明显,因此可以形成巨大的肝内血肿,造成较广泛的肝组织坏死和创伤性胆道出血。肝包膜下血肿大小不等,有时可容纳2000～3000mL血液。

一般而言,肝右叶遭受创伤的机会较左叶高出5～6倍。因右肝膈面向前上方呈穹隆状,且右肝的表面积和体积均较左肝叶大,下胸及上腹部受挤压伤时,右肝呈向上的折力,下胸部肋骨骨折或前腹壁创伤时,肝右叶首当其冲。在所有的肝损伤中,右膈顶部占38%～42%。

三、临床表现

肝损伤之临床表现取决于肝损伤的病理类型及范围。损伤程度及病理类型不同,肝外伤的临床表现也不尽一致,主要病象是腹腔内出血和腹膜刺激症状。

肝表浅裂伤出血和胆汁外渗不多,甚至无胆汁明显外渗,在短期内多能自行停止,临床上一般仅有上腹部疼痛,可随时间推移症状减轻或消失。

中心型肝挫裂伤或贯通伤,多有广泛的肝组织碎裂和肝内较大的胆管及血管断裂,腹腔内较多的出血和胆汁,病人可有不同程度的休克、腹部剧痛、腹肌紧张、腹部压痛,同时常伴有恶心、呕吐、脉速、面色苍白等。这些症状如不处理,可随出血量的增多、胆汁外溢增加而加重。

严重肝脏裂伤或合并有大血管损伤时,由于大出血,伤员往往在伤后短期内即出现严重休克及意识不清,腹壁逐渐膨隆、脉细速、呼吸困难等,如处理不及时常因失血过多而死亡。

肝包膜下血肿和中心型破裂因血液和胆汁局限在肝包膜下或肝实质内,无腹肌紧张,有时可触及右上腹局限性压痛包块,肝大变形。叩诊肝浊音界扩大,伤员呈进行性贫血。如血肿与胆道相通,可表现为胆道出血。如因肝包膜张力过大而突然破裂,可出现急性腹痛和内出血等症状。如血肿出现继发性感染则出现肝脓肿的临床表现。

肝外伤的同时可伴有右下胸皮肤擦伤和皮下瘀血,也可能因肋骨骨折产生皮下气肿。

体格检查时,除有失血性休克外,腹部有不同程度的肌紧张、压痛和反跳痛、肝区叩击痛,以及肠鸣音减弱或消失等腹膜刺激症候群。如腹腔内有大量出血和胆汁,可有明显的移动性浊音。血液、胆汁刺激膈肌可引起呃逆和右肩牵涉痛。腹腔内大量积血时,直肠指检直肠膀胱陷窝饱满和触痛。

在注意肝外伤的同时,要注意检查其他合并伤,否则因漏诊而延误治疗,导致严重后果。

四、诊断

开放性肝损伤的诊断多无大困难。闭合性肝损伤伴有严重的腹腔内出血及腹膜刺激征,只要想到有肝损伤的可能,诊断一般也不难。程度较轻的包膜下出血有时与腹壁挫伤较难鉴别。特别当闭合性肝损伤合并有胸、腹部严重复合伤时,由于伤势重,病情复杂,往往不易确定有否肝损伤的存在。因此应结合受伤的情况、临床表现和各种必要的诊断辅助方法迅速做出判断,以便制定紧急治疗方案,避免延误病情。

1.腹腔穿刺

腹腔穿刺是目前临床上最常采用的一种安全、有效和操作简易的诊断方法,诊断阳性率可达 90% 左右。如为闭合性损伤包膜下出血或腹腔内出血量少时,腹腔穿刺诊断可能有困难。

2.腹腔穿刺灌洗术

Elering 和 Fischer 积极主张采用腹腔穿刺灌洗术,尤其是对少量腹腔内出血者在诊断上很有帮助。其方法是用 18 号粗针在腹直肌外侧,腹部四个象限内穿刺。如能抽出不凝固血液,即为阳性。如抽不出血液,则用细导管经穿刺针插入腹腔内,进行抽吸。如仍抽吸不出,则用无菌等渗盐水经导管注入腹腔内(每次用量按 20mL/kg 体重计算),适当摇动伤员腹部,使溶液均匀散布腹腔,$2\sim3$min 后,再将液体吸出,进行检查。若液体完全澄清为阴性。若红细胞$>0.1\times10^{12}$/L,胆红素$>2.73\mu$mol/L,白细胞$>0.5\times10^{9}$/L 者为阳性,说明腹腔内出血可能。诚然,灌注法阳性,少量的腹腔内出血,仅为一种判断方法,并不是手术适应证,是否有手术适应证还需结合外伤、临床表现和其他检查的综合分析而定。

3.B型超声波检查

对于肝包膜下血肿、中央型肝挫伤和腹腔内积血积液的诊断有较确定的价值。

4.实验室检查

定时检查红细胞计数、血红蛋白和红细胞压积容积等。在肝损伤早期，红细胞计数、血红蛋白和红细胞压积容积可能接近正常，但随着病情的发展，腹腔内出血量增多会逐渐下降。白细胞早期即可升高，损伤后10h内，可升高150%～300%。血清GPT、GOT值在损伤后几小时即可升高，因GPT选择性地在肝内浓缩，损伤后大量释放出来，所以GPT较GOT更具有特殊诊断意义。

5.X线检查

对肝损伤的诊断不如腹腔穿刺迅速、简单、直接、可靠，但有些疑难病例，如发现右下胸肋骨骨折、右侧膈肌抬高，肝脏阴影增大弯形，升结肠阴影向内侧移位，均提示肝损伤内出血的可能。

还有一些特殊的检查方法，如选择性肝动脉造影、放射性核素肝扫素、CT、MRI等，对危重伤员不能采用，但对休克不明显、全身状况较好或损伤后有并发症者有一定帮助。如肝内血肿、隔下感染、肝组织缺血坏死、胆道出血、肝脓肿等，常需要借助这些方法作进一步的检查及病灶定位。

对某些病情复杂的伤员，高度怀疑有肝破裂时，应采取积极态度，及时施行剖腹探查。

肝外伤伴合并伤者，可增加诊断上的困难，死亡率亦高。Madding报告肝钝性伤伴有合并伤者占65%，而穿通性伤者仅有5%，因钝性伤暴力较大，损伤广泛，虽然其他器官损伤的表现可掩盖肝外伤，而事实上常因其他器官损伤行剖腹探查手术时，可发现肝外伤。反之，有肝外伤者亦不能忽略其他器官的合并伤。

五、治疗

（一）复苏

肝外伤休克的发生率为15%～16%，因此严重肝外伤治疗的首要步骤是积极复苏。

1.补液

是治疗严重肝外伤的重要措施之一，给林格乳酸盐溶液，经中心静脉或大的肢体静脉输入，因肝外伤可合并下腔静脉损伤，故输液通道以选择上肢静脉为好，由于低温不利于凝血，手术室准备温篮，使液体经升温至40℃，然后输入，待血型确定后再输入全血。

2.输血

无疑是治疗肝外伤出血休克的重要措施，由于紧急补血量大，一般常用库血；可以引起输血有关凝血病，大量输库血是凝血机制缺陷的主要原因，成分输血或间断地给予新鲜冰血浆，监测凝血酶原时间和凝血激酶时间，使之维持在正常范围。

3.急诊剖胸阻断降主动脉术

早在10多年前已被大力推广应用，开始用于胸部穿通伤的临危病例，逐渐扩大应用于出血性腹部外伤，严重肝外伤大量失血。此种术式对于抢救因大血管出血处于垂危状态的病例是合理的。①使有限的血容量再分配至上半身，改善心脏和脑的灌注；②减少进行性失血；③

提供无血的手术野,易于显露腹部出血的血管。

尽管由于这类病例抢救的成功率低,不少人对采用这种手术持批评态度,但大多数作者经实验和临床研究,证实急诊剖胸阻断降主动脉对出血抢救手术的肯定价值和长期效果。但必须严格掌握手术适应证。

急诊剖胸阻断降主动脉的操作方法与注意事项:Elerding 认为急诊室初步复苏失败,应经左侧第五肋间剖胸,于隔上暂时阻断降主动脉,直至补足血容量。必要时可分两组进行手术,一组有经验的外科医师负责腹部显露,另一组剖胸阻断降主动脉。止血后放松主动脉钳是一项临危的操作,放钳前应恢复充足的血容量,以免促发心搏骤停。但是主动脉阻断补给过多液体,将使左心室或右心室过度扩张,影响协调收缩,同时要认识到防治低温、酸中毒和凝血病,与血管修补止血同样重要。

遇外伤性血腹病例,如未行剖胸,收缩压在 10.67kPa 以下,可于横膈主动脉裂孔处,先触扪并压迫腹主动脉,直至血容量得到改善。

(二)手术治疗

严重的肝外伤必须施行手术治疗,抢救肝外伤的基本原则是:加强复苏;立即手术止血;清除失去活力的组织;积液、积血和胆汁的通畅引流;术后的支持处理。其核心是手术。

Pachter 把手术归纳为 7 个处理步骤:①暂时压迫外伤处以迅速止血,直至酸中毒和低血容量得到纠正。②阻断肝门三联。③指捏法显露肝损伤深部。④直视下结扎和修补损伤的血管和胆管。⑤清除失活的肝组织。⑥必要时用有活力的带蒂大网膜堵塞肝损伤无效腔。⑦广泛而通畅引流。

1.切口选择

手术切口最好能避开开放伤口,另做切口进入腹腔,以保证伤口一期愈合。一般多采用右上腹旁正中或上腹部正中切口,以便于处理右肝损伤,可做经右侧第七或第八肋间的胸腹联合切口。上腹正中切口的优点,可以直接向盆腔延长,亦可向上延长,必要时沿胸骨中线劈开胸骨.以更好地显露膈上及肝后腔静脉等。

2.手术处理

(1)探查:开腹后首先吸尽腹腔内积血和胆汁,搜索出血来源,必要时剪开镰状韧带、三角韧带,甚至冠状韧带。在未判明肝伤口前,切忌牵拉或翻动肝脏,否则可使填压在下腔静脉或肝静脉撕裂口上的凝血块脱落或因翻动暴力撕大裂口,导致难以控制的大出血。手术时若肝创面已无出血,仍应探查裂口,因在这些裂口中可能有肝组织碎块、血凝块、深部有活动性出血或胆管的损伤,若不处理,就可能发生一些严重的术后并发症。另外裂口周围有些肝组织是否已失血供,也需将裂口敞开才能查清。发现有活动性出血,可以在吸引器帮助下寻找出血血管,钳夹或缝合止血。如视野不清,可用纱布垫压迫暂时止血或暂时迅速阻断肝门,使手术野清晰以利探查。如阻断肝门后出血仍不能停止,要考虑有肝静脉或腔静脉的损伤,且病人濒危于休克状态,应急速地阻断上腹腹主动脉(腹腔动脉平面以上)。如见有大量静脉出血应阻断下腔静脉,准备进行全肝血流阻断后血管修补或肝切除术。

(2)伤缘整齐的浅刺伤、切伤或浅裂伤:已不出血者仅放置引流即可。如有活动性出血,用单纯间断缝合或间断褥式缝合将伤口闭合止血,一般较浅的肝损伤,均能达到止血目的。

(3)深裂伤:伤口深度在 3cm 以上者称为深裂伤,此深度常累及 Glisson 氏系统管道的三级分支。单纯缝合常不能奏效,缝合后看来表面出血停止,但深部常遗有无效腔,极易继发性聚积血液、胆汁,形成人为的中心型爆炸伤,术后可能并发感染和胆质血症。如果腔内有较大的血管和胆管断裂而未处理,血液经无效腔进入胆道,便可在临床上发生常见的周期性胆源性消化道出血,给术后的治疗造成极大的困难。深裂伤应在暂时阻断肝门控制出血的情况下,清除失活的肝组织及凝血块,敞开伤口,在直视下将较大血管、胆管一一结扎止血,然后再将伤口对口缝合。为了消灭无效腔和压迫小血管的出血,伤口内可用带蒂的大网膜松松填塞固定。我们更多推荐的是边缘缝合可用褥式或间断方式缝合,伤口敞开,不必对合,腔内放置橡皮管引流,可防止无效腔的形成和减少感染发生。如直接止血困难,尤其在较大的星芒状裂伤病例,可试行阻断肝动脉,如能控制出血,则可结扎相应的肝固有动脉或其分支(左、右肝动脉),达到止血目的,再以带蒂大网膜松松填塞或将肝伤口分边缝合。

关于肝动脉结扎术,Aaron 结扎肝动脉治疗肝外伤 60 例取得较好效果,随后 Flint 在 540 例肝外伤治疗中,采用肝动脉结扎术 94 例(17%),失败 15 例,死亡率达 47%。肝动脉结扎对低血压的病例,可引起肝灌注减少,导致肝缺血,产生重型肝炎或脓毒症。因此不少人并不支持肝动脉结扎术,近年来热衷此手术者已减少。但是对中心型肝破裂和深部穿通性伤,一般止血方法效果不好时,仍可考虑选用选择性肝动脉结扎术。

暂时阻断肝门(Pringle 法)即阻断肝门三联来控制肝实质的大出血,在肝损伤手术处理中有很大的实用价值。阻断肝门可以作为一种寻找出血来源的方法,又可作为在控制肝实质出血下进行无血手术操作的有效措施,目前也广泛用于一般性肝切除手术。阻断肝门最简单的方法是以示指、拇指压迫,也可用导尿管、止血带或腔静脉钳。常温下,阻断肝门时间 15~30min 是安全的。究竟能阻断多长时间是公认安全的,目前还不清楚。有的认为其安全期可达 1h 以上。Feliciano 治疗肝外伤 30 例,平均阻断肝门三联 30min,其中超过 1h 的 3 例,术后肝功能提示异常,但均于几天内恢复正常,未发生肝衰竭。但值得一提的是,有不同程度肝硬化病变者,则需据情而定。

(4)隧道状贯通伤:这种损伤的处理,构成外科的特殊问题,入口或出口常位于肝脏的后面、上面或裸区。首先要显露出口、入口。小口径的枪弹损害较小,手术时出血多已停止或有少量血液、胆汁渗出。除出口处明显的失活肝组织应切除止血外,弹道内勿需清创,用吸引器吸去陈旧血块及胆汁后,如无大出血或溢胆汁即证明未伤及大血管及胆道,只需在弹道两端(出、入口)各放入引流管,充分引流,在肝周再加引流即可。如出血不止,且血管较多,应打开无效腔或隧道进行直视下止血或结扎相应的血管,或行肝叶切除术。总之,隧道状贯通伤以引流为原则,不得填塞或表浅缝合,以免遗留无效腔,增加术后并发症的机会。

(5)肝断裂伤或粉碎性肝挫裂伤:这种肝损伤在临床上并不少见,肝损伤后常因巨大裂口,所剩肝连接部并不多,易于做肝切除,但必须明确切除的目的是为了止血或去除失活的肝组织,切面不需经过正常的肝组织。因而常采取非典型肝叶切除术,严格地说应该称为清创切除术,即切除失活组织,止血,通畅引流。

此类肝损伤伤员,常在外伤、失血、休克的沉重打击下,机体状态差,难以承受较大手术负担,因此手术尽量避免再次大的创伤,采取克制性手术,只要能达到清创切除术的目的即可。

事实上,有些肝叶切除术完全可以肝动脉结扎来代替,然后进行清创处理,包括肝桥切断去除,充分引流肝周区。

(6)肝包膜下血肿:肝包膜下小的血肿虽然可以吸收,但也有扩大或破裂出血的危险,而且如不切开,难以估计肝实质的损伤程度和范围,所以,肝包膜下血肿不论大小,均应切开。表浅者用温盐水纱布垫压迫后,渗血可止,难以压迫止血的创面,可用电凝止血,表浅出血一般效果较好;深部裂伤,可按肝深裂伤处理,首先清除失活组织,在直视下结扎止血,缝合创面或创面直接引流。

(7)中心型破裂:剖腹后可见肝脏局部凸起或一叶、一段肿大变形,常合并有包膜下血肿或无,借穿刺造影或术中 B 超证实诊断。如有无效腔存在或肿大变形仍在发展、消化道出血等,应切开探查,在直视下止血,缝合血管和胆管后,以带蒂大网膜充填或敞开后置橡皮管引流。如止血困难,可行肝动脉结扎,仍不能止血时,有必要做肝切除术。

(8)肝门损伤:肝门的肝动脉、门静脉撕裂伤常发生威胁生命的大出血,切开腹膜后即有大量血液及凝血块涌出,往往在尚未弄清情况前,伤员情况已迅速恶化。在此情况下应停止一切程序性腹内操作,迅速用左手经肝下小网膜孔控制肝十二指肠韧带阻断血流,吸尽腹腔内积血后可用静脉钳、导尿管或止血带阻断,阻断时间不超过 20min,间歇 2～3min,重复阻断,加速输血,待伤员情况好转后判明损伤部位进行处理。如为肝动脉出血,可直接结扎;如为门静脉出血,尽可能予以修补,血管移植或肠系膜上静脉-门静脉吻合。近年来已有报道急性结扎门静脉成功的病例,成活率约 80%。一般情况下我们并不推荐此种方法。肝外胆道损伤,一般性裂伤可置"T"管引流,缝合后经"T"管注水检查其他损伤遗漏的胆管。断裂伤时可做胆肠吻合术,重建胆汁的正常排泄出路。

(9)肝静脉和肝后腔静脉撕裂伤:肝静脉和肝后腔静脉损伤可引起致命的出血,这些大静脉壁薄,且被肝组织包绕,止血和修补均很困难,肝外伤伴下腔静脉损伤的死亡率高达 60%～100%。

这些大血管损伤的诊断并不困难,当阻断肝门时,若大出血仍持续不止,应考虑到腔静脉或肝静脉的创伤。为显露肝静脉和肝后腔静脉,有人在直视下钳夹肝上、下腔静脉,此法对于已处休克状态的病员不利于静脉回流,心脏充盈,可引起心律失常和停搏。也有人采用单纯腔内分流维持心脏静脉回流,但难以控制出血。近年来人们采用肝后腔静脉气囊分流术,即先用纱布填塞压迫出血处,阻断肝门,迅速游离右半结肠、十二指肠及胰头,向内侧牵拉,暴露并游离出肾静脉以上的下腔静脉,在该处置止血带,在两条止血带间纵向切开下腔静脉,将预备好的顶端有 30mL 气囊的硅化分流塑料导管沿切口向上插入下腔静脉,顶端置于膈上水平,气囊内充气或注入生理盐水 30mL 以阻断下腔静脉近心端和压迫附近破裂肝静脉,另一端置入下腔静脉内远心端,收紧止血带,至此,即阻断了全部肝血流,身体下半部的静脉血经腔静脉内的分流管回入右心。也可以经大隐——股静脉插气囊导管至肝后腔静脉,导管(24Fr)内径为 4.8mm,外径为 7.9mm,经动物实验证明,此种方法右心房排出量仅减少 30%,气囊导管法是有效的。但此类操作复杂,费时久,出血多,患者难以忍受。有人仍主张采用清创后填塞法,待患者情况稳定后,再改用腔静脉钳钳夹出血处,然后修补损伤血管。

(10)填塞止血法:采用填塞方法用于肝创面止血已有 60 多年的历史,因纱布填塞止血违反外科清创引流原则,虽可达到暂时止血目的,但因纱布容易与创面肉芽组织交织,取出时易出血,取出后遗留下来的空腔又是积液储脓的无效腔。在填塞过程中及凝血变硬后可导致周围组织压迫坏死,造成胆瘘、感染及再出血等,故受到许多学者的反对。但临床上至今仍因有些难以止住的出血用纱布填塞治疗取得较满意的效果。我们提出下列情况适用填塞疗法:①肝切开或选择性肝动脉结扎后有渗血。②肝叶切除后有渗血。③广泛性肝包膜下血肿。④广泛性双叶肝损伤。⑤医生的肝手术技能水平及医院的设备条件差。

(11)肝外胆道减压引流术:严重肝损伤破裂时采用肝外胆管减压术,如胆总管"T"管引流或胆囊造瘘术,作为手术处理中的一项原则,以防止胆瘘、胆汁性腹膜炎和继发性的延迟性出血。其理由是肝组织清创时只能将主要的胆管结扎,损伤本身,术后咳嗽、呕吐或使用止痛剂如吗啡等均能引起奥狄括约肌痉挛,使胆道内压力增高,可使未结扎小胆管胆汁溢出,形成胆汁性腹膜炎、胆瘘等。同时还可以通过"T"管注水(用肠钳阻断胆管远端)检查肝伤面有无遗漏未结扎的胆管,可以防止术后胆瘘或胆道出血等严重并发症。而"T"管也可作为日后了解肝胆内部情况的一个造影检查途径。特别要提及的是,肝外伤对口缝合后,最严重并发症是术后胆道出血。主要是创面较大的胆管未结扎,对口缝合后又形成无效腔,血块堵塞的血管因血块液化再次出血流入无效腔经过漏扎的胆管进入消化道,形成周期性出血。因此,经"T"管加压注水检查创面胆管是一种有效的方法。

(12)引流问题:肝外伤的引流问题已争论80多年。反对者认为凡引流者其肝周感染发生率高,肝外伤常规放置引流管是不适当的。但是在大量的临床病例中,我们发现除表浅的轻度肝外伤缝合后无明显渗血者不需放置引流外,一般重度肝破裂均需闭式引流。肝损伤放置腹腔引流是肝损伤手术处理死亡率明显降低的重要因素之一,可以减少渗出血液、胆汁在腹腔内聚积所致的感染,可以减少无效腔的形成。引流管以橡皮胶管为宜。烟卷引流只能维持24h有效容易堵塞。双腔管负压过大,管壁塌陷,腹腔内组织堵塞内孔,常常效果不佳。引流管在术后3~4天无渗出物时拔出。

3.肝损伤的术后处理

除周围性肝浅表裂伤外,肝深部裂伤、断裂伤、广泛肝挫伤而行广泛的清创切除术、肝动脉结扎术、肝叶切除术或纱布、大网膜填塞术后,都有不同程度的代谢紊乱和肝功能损伤,凝血机制也会出现不同程度的障碍。这些与创伤程度,肝切除范围,失血量多少,休克时间长短和术后并发症有直接关系。

代谢紊乱在术后5~7天内最严重,一般在3周后才基本恢复。因而术后5~7天内应积极进行护肝治疗,防止出血、休克、感染、肠麻痹和肝功能衰竭。每天给予200~250g葡萄糖,即由静脉输入10%葡萄糖液2000mL和5%葡萄糖盐水500mL,每1000mL液体中加入维生素C 1g,每日肌注维生素K 10~15mg和维生素B_1 100mg。给予广谱抗生素防止感染,持续胃肠减压,减轻腹胀,密切观察引流液中有无血液、胆汁。必要时补充血浆白蛋白、血浆或鲜血,有利于肝功能恢复,注意水、电解质平衡,尤其要防止缺钾症。术后尽量避免给予有损害肝脏的药物。对有出血倾向或渗血严重伤员,除术中创面仔细止血和及时输血外,术后要给大量维生素K和止血药物,必要时可输新鲜血和纤维蛋白原,以增加凝血作用。对有肝昏迷早期症状的伤员,应给予谷氨酸钠、谷氨酸钾或精氨酸并控制蛋白的入量。肝动脉结扎及肝叶切除伤员术后要持续给氧。

第二节　转移性肝肿瘤

一、结、直肠癌肝转移

近年来,结、直肠癌的发病率逐年升高,已位居我国常见恶性肿瘤的第 4 位。肝是结、直肠癌血行转移最主要的靶器官。有 15%～25%结、直肠癌患者在确诊时即合并有肝转移。而另 15%～25%的患者将在结、直肠癌原发灶根治术后发生肝转移;其中绝大多数(80%～90%)的肝转移灶无法获得根治性切除。而且,结、直肠癌肝转移(CRLM)也是结、直肠癌患者最主要的死亡原因。肝转移灶无法切除患者的中位生存期仅 6.9 个月,5 年生存率接近 0;因此如何提高结、直肠癌肝转移的诊断和综合治疗水平,改善患者预后,延长患者生存期,是当今我们研究的重点和热点。不少国家将 CRLM 作为一个单独疾病来对待。如欧洲成立了结、直肠转移治疗组(ECMTG)并制定了关于 CRLM 的共识;英国、加拿大、西班牙均对此有专家共识,而我国的临床工作者们也总结国内外先进经验和最新进展,于 2010 年编写了《结直肠癌肝转移诊断和综合治疗指南(V2010)》,用以指导我国 CRLM 的诊断和治疗。

【定义】

按照国际通用分类,CRLM 可以分为两类。①同时性肝转移:结、直肠癌确诊时发现的或结、直肠癌原发灶根治性切除术后 6 个月内发生的肝转移;②异时性肝转移:结、直肠癌根治术 6 个月后发生的肝转移。考虑到结、直肠癌确诊时合并肝转移与结、直肠癌原发灶根治术后的肝转移在诊断和治疗上有较大差异,因此,本节按"结、直肠癌确诊时合并肝转移"和"结、直肠癌根治术后发生肝转移"两方面进行阐述。

【发病机制】

结、直肠癌肝转移是一个多环节、多步骤复杂的动态过程。近年来人们在结、直肠癌肝转移的机制方面已经做了很多研究工作,证实了一些可能控制此过程中的关键分子,为治疗和预测结、直肠癌肝转移的新靶点提供诸多新的思路,比如蛋白水解酶、黏附分子、β-干扰素、胰岛素样生长因子、细胞外信号调节激酶等;但其具体的发生机制,有待于进一步明确。

【临床表现】

结、直肠癌肝转移患者的临床表现除了原发灶的症状之外,其余的和原发性肝癌患者相似,但较后者发展慢,症状也轻;早期可能没有症状,随着瘤体的生长,可出现肝区或者上腹部的不适、甚至出现腹部包块;晚期病人可出现贫血、腹水等,当转移瘤压迫胆总管时,可出现皮肤、巩膜黄染;当腔静脉受压时会出现下肢肿胀及腹壁静脉曲张;大多数患者肝功能基本正常,但有部分患者可出现肝功能指标和肿瘤标记物的异常,同时,影像学检查(B 超、CT、MRI 等)能发现肝占位。

【诊断】

(一)结、直肠癌确诊时肝转移的诊断

(1)实验室检查患者可先出现血清谷氨酰转肽酶(γ-GT)升高,不到 10%的患者血清丙氨酸转氨酶(ALT)和胆红素升高,对诊断有价值;研究表明碱性磷酸酶(AKP)、乳酸脱氢酶(LDH)、γ-GT、天门冬氨酸转氨酶(AST)和癌胚抗原(CEA)对诊断和检测肝转移更有价值。

(2)影像学检查。对已确诊结、直肠癌的患者,常规应进行肝超声和(或)增强 CT 检查,必要时加行 MRI 检查;PET-CT 检查不作为常规推荐,可在病情需要时酌情应用。

1)超声检查:是目前应用最为广泛,首选的肝转移的筛查方法。其可表现为多种影像特征:无回声、低回声、强回声、强回声伴声影、混合性回声等;此外,还可以在超声引导下行肝穿刺活检。

2)CT 检查:是目前诊断肝转移最精确的影像学方法。平扫表现为肝实质内多发散在结节状低密度灶,边界清晰或模糊,有时可见钙化。常规增强扫描时,部分病灶出现边缘性环形强化,部分病灶也可无强化。病灶中央无强化区为圆形或不规则坏死,对于转移灶,即使<1cm 的病灶,也可存在中心圆形或者不规则坏死,此为肝转移灶特征性表现。坏死性转移灶根据灶内坏死形态和程度不同可表现出:瞳孔征、厚环征、薄环征、液-液平征、壁上结节征等征象。动态增强扫描时,动脉期结节出现环形强化,而门脉期强化范围无扩大为转移灶的重要特点。部分病灶可出现"牛眼征",即病灶中央低密度坏死区周围伴环状强化,环外另见一圈低密度带,病理上,环形强化区位肿瘤组织,外带为受压的肝细胞和肝窦。

3)MRI 检查:平扫时,T_1WI 多数转移灶呈低信号,中心见更低信号坏死区,T_2WI 多呈高信号,中心坏死区信号更高;增强时多数病灶呈不均匀或环形强化,中心坏死区无强化,部分富血供转移瘤可表现为均匀强化,延迟后呈低或等信号。

4)PET-CT 检查:PET-CT 已逐步成为检测 CRLM 及其术前分期的重要诊断工具。尽管它有着很高的灵敏度,但其特异性较低,易产生假阳性结果。同时该检查也存在着费用较高、病灶定位较差等缺点,因此 PET-CT 检查不作为常规推荐。

(3)肝转移灶的经皮针刺活检仅限于病情需要时应用。

(4)结、直肠癌手术中必须常规探查肝以进一步排除肝转移的可能,对可疑的肝结节必要时可考虑术中活检。

(二)结、直肠癌原发灶根治术后肝转移的诊断

结、直肠癌根治术后的患者,应根据术前肿瘤标记物的升高情况,定期检测 CEA 等肿瘤标记物;同时,应定期随访肝超声和(或)增强 CT 扫描,怀疑肝转移的患者应加行肝 MRI 检查,PET-CT 扫描不作为常规推荐。

【治疗】

(一)手术治疗

手术完全切除肝转移灶仍是目前能治愈结、直肠癌肝转移的最佳方法,故符合条件的患者均应在适当的时候接受手术治疗。对部分最初肝转移灶无法切除的患者应经多学科讨论慎重决定转化性化疗,创造一切机会使之转化为可切除病灶,适时接受手术治疗。

1.适应证

随着技术的进步,肝转移灶的大小、数目、部位、分布等已不再是影响判断结、直肠癌肝转移患者是否适宜手术的单一决定因素。目前主要应从以下 3 个方面来判断。①结、直肠癌原发灶能够或已经根治性切除;②根据肝解剖学基础和病灶范围肝转移灶可完全(RO)切除,且要求保留足够的肝功能,肝残留容积 30%～50%;③患者全身状况允许,没有不可切除的肝外转移病变。

2.禁忌证

包括①结、直肠癌原发灶不能取得根治性切除;②出现不能切除的肝外转移;③预计术后残余肝容积不够;④患者全身状况不能耐受手术。

3.结、直肠癌确诊时合并肝转移的手术治疗

(1)结、直肠癌原发灶和肝转移灶一期同步切除:如下情况,建议结、直肠癌原发灶和肝转移灶同步切除。①肝转移灶小,且多位于周边或局限于半肝;②肝切除量低于 50%;③肝门部淋巴结、腹腔或其他远处转移均可手术切除。

(2)结、直肠癌原发灶和肝转移灶二期分阶段切除:如下情况,建议结、直肠癌原发灶和肝转移灶二期分阶段切除。①术前评估不能满足一期同步切除条件的患者,建议先手术切除结、直肠癌原发病灶,二期分阶段切除肝转移灶,时机选择在结、直肠癌根治术后 4～6 周;②若在肝转移灶手术前进行治疗,肝转移灶的切除可延至原发灶切除后 3 个月内进行;③急诊手术不推荐原发结、直肠癌和肝转移灶一期同步切除;④可根治的复发性结、直肠癌伴有可切除肝转移灶倾向于进行二期分阶段切除肝转移灶。

4.结、直肠癌根治术后肝转移的手术治疗

既往结、直肠原发灶为根治性切除且不伴有原发灶复发,肝转移灶能完全切除且肝切除量低于 70%(无肝硬化者),应予以手术切除肝转移灶,通常可先行新辅助化疗。

5.肝转移灶手术方式的选择

①肝转移灶切除后至少保留 3 根肝静脉中的 1 根且残肝容积≥50%(同时性肝转移)或≥30%(异时性肝转移);②转移灶的手术切缘一般应有 1cm 正常肝组织,若转移灶位置特殊(如紧邻大血管)时则不必苛求,但仍应符合 R₀ 原则;③如是局限于左半或右半肝的较大肝转移灶且无肝硬化者,可行规则的半肝切除;④建议肝转移手术时采用术中超声检查,有助于发现术前影像学检查未能诊断的肝转移病灶。

6.肝转移灶切除术后复发

在全身状况和肝条件允许的情况下,对于可切除的肝转移灶术后的复发病灶,可进行 2 次、3 次甚至多次的肝转移灶切除。

(二)可切除结、直肠癌肝转移的新辅助及辅助治疗

1.结、直肠癌确诊时合并肝转移的新辅助治疗

在原发灶无出血、梗阻或穿孔时可考虑应用新辅助治疗,方案可选 FOLFOX、FOLFIRI 或 CapeOX,也可联合分子靶向药物治疗;如贝伐珠单抗可能会带来肝手术中更多的出血和手术后更多的伤口问题,故建议手术时机应选择在最后一次使用贝伐珠单抗后的 6～8 周;而西妥昔单抗的治疗只在基因野生型的患者中应用;为减少化疗对肝手术的不利影响,新辅助化疗原则上不超过 6 个周期,一般建议 2～3 个月完成并进行手术。

2.结、直肠癌根治术后发生肝转移的新辅助治疗

①原发灶切除术后未接受过化疗的患者,或者发现肝转移 12 个月前已完成化疗的患者,可采用新辅助治疗(方法同上),时间 2～3 个月;②肝转移发现前 12 个月内接受过化疗的患

者,新辅助化疗作用有限,可考虑直接切除肝转移灶,继而术后辅助治疗;也可考虑术前联合肝动脉灌注化疗。

3.肝转移灶切除术后的辅助治疗

肝转移灶完全切除的患者均应接受术后辅助化疗;特别是没有进行过术前化疗及辅助化疗的患者,建议时间为 6 个月;也可考虑同时联合肝动脉灌注化疗和分子靶向药物治疗。

(三)不可切除的结、直肠癌肝转移的综合治疗

结、直肠癌肝转移的综合治疗包括全身和介入化疗、分子靶向治疗以及针对肝病灶的局部治疗如射频消融、无水乙醇注射、放射治疗等。部分初诊无法切除的肝转移灶,经过系统的综合治疗后可转为适宜手术切除,其术后 5 年生存率与初始肝转移灶手术切除的患者相似;综合治疗也可明显延长无法手术的结、直肠癌肝转移患者的中位生存期,明显改善生存质量。

1.治疗策略

(1)结、直肠癌确诊时合并无法手术切除的肝转移:①结、直肠癌原发灶存在出血、梗阻或穿孔时,应先行切除结、直肠癌原发病灶,继而全身化疗(或加用肝动脉灌注化疗),可联合应用分子靶向治疗;每 2~3 个周期治疗后,进行肝超声检查、增强 CT 和(或)MRI,予以评估,如果肝转移灶转变成可切除时,即予以手术治疗;如果肝转移灶仍不能切除,则继续进行综合治疗。②结、直肠癌原发灶无出血、梗阻或穿孔时也可选择先行切除结、直肠癌的原发病灶,继而进一步治疗,具体方案同上;或者先行全身化疗(或加用肝动脉灌注化疗),时间为 2~3 个月,并可联用分子靶向治疗;如果转移灶转化成可切除时,即手术治疗(一期同步切除或分阶段切除原发病灶和肝转移灶);如果肝转移灶仍不能切除,则视具体情况手术切除结、直肠癌原发病灶,术后继续对肝转移灶进行综合治疗。

(2)结、直肠癌术后发生的无法手术切除的肝转移:①FOLFOX 和 FOLFIRI 化疗方案是目前结、直肠癌肝转移的一线化疗方案,并可互为二线;在肝转移发生前 12 个月内使用过FOLFOX 作为辅助化疗的患者,应采用 FOLFIRI 方案,并可加用分子靶向治疗,或联用肝动脉灌注化疗。②既往采用氟尿嘧啶/LV 或单用卡培他滨治疗者,或既往未化疗者,或FOLFOX 辅助化疗距今＞12 个月者,可采用 FOLFOX 或 FOLFIRI 化疗方案或既往有效的化疗方案,并可加用分子靶向药物治疗,或联用肝动脉灌注化疗;化疗有效,肝转移灶转为可切除的患者,即应接受肝转移灶切除手术,术后再予以辅助化疗;如果肝转移灶仍不能切除,则应继续进行综合治疗。③应用肝门静脉选择性地栓塞或结扎可以使肝转移灶切除术后预期剩余肝代偿性增大,增加手术切除的可能。此方法被用于预计手术切除后剩余肝体积不足 30% 的肝转移患者。

2.治疗方法

(1)全身化疗和肝动脉灌注化疗:①FOLFOX、FOLFIRI、CapeO$_X$ 方案或联合分子靶向治疗,如果病情进展可以考虑互为二线,如果病情第二次进展,则可以改用分子靶向治疗(未用过此类药者)或进行最佳支持治疗。②FU/LV 联合分子靶向治疗可用于不能耐受伊立替康、奥沙利铂的患者。其不良反应低。但生存期也比上述方案短。如果病情进展,应改用FOLFOX、FOLFIRI 或 CapeO$_X$(均可联合分子靶向治疗),病情再次进展时进行最佳支持治疗。③对于最初联合化疗难以耐受的患者,推荐卡培他滨单药或氟尿嘧啶(LV)治疗,均可联合分子靶向治疗。④上述治疗期间可在适当时机联合应用肝动脉灌注化疗,可能有助于延长总体生存,单纯肝动脉灌注化疗并不比全身化疗更具优势。

（2）分子靶向治疗:在结、直肠癌肝转移的治疗中加入分子靶向药物,其有效性已得到广泛的证实。目前认为,化疗联合应用靶向分子药物治疗是提高肝转移灶切除率的最有前景的治疗方法。如西妥昔单抗、贝伐珠单抗,尽管分子靶向药物的治疗效果可喜,但目前的研究资料不建议多种靶向药物联合应用。

（3）射频消融:现有资料表明,单独使用射频消融治疗肝转移的生存率仅略微高于其他非手术治疗者,目前仅作为化疗无效后的治疗选择或肝转移灶术后复发的治疗,建议应用时选择肝转移灶最大直径<3cm且一次消融最多3枚者。以下情况也可考虑射频消融。①一般情况不适宜,或不愿意接受手术治疗的可切除结、直肠癌肝转移患者推荐使用射频消融,射频消融的肝转移灶的最大直径<3cm且一次消融最多3枚;②预期术后残余肝体积过小时,建议先切除部分较大的肝转移灶,对剩余直径<3cm的转移病灶进行射频消融。

（4）放射治疗:无法手术切除的肝转移灶,若全身化疗、肝动脉灌注化疗或射频消融无效,建议放射治疗,但不作常规推荐。

（5）其他治疗方法:包括无水乙醇瘤内注射、冷冻治疗和中医中药治疗等,但疗效并不优于上述各项治疗仅作为综合治疗的一部分应用。

【诊疗风险的防范】

结、直肠癌肝转移的临床诊治已越来越受到我们的重视,许多临床试验表明,多学科综合治疗优于单一治疗,在综合治疗迅速发展的今天,多学科共同会诊和反复评价对于结、直肠肝转移者是必要的,这样才能制订出更好的适合患者病情的治疗方案,获得更佳的治疗效果;在CRLM的临床诊治过程中,我们需注意以下几个方面。

（1）明确外科手术切除。是目前治愈结、直肠癌肝转移的最好疗法,应该千方百计争取施行;能切除的应积极切除,不能切除的争取化疗后切除,潜在可切除者争取采用最积极的新辅助化疗方案,并努力通过综合治疗,提高切除率,从而让患者得到更佳的治疗效果。

（2）术前活检。临床上为了明确肝转移诊断,常应用细针穿刺细胞学检查（FNA）。长期以来,我们认为沿针道种植非常罕见,发生率仅为 $0.003\%\sim0.007\%$,而有研究证实,种植转移发生率高达 $10\%\sim19\%$,术前行 FNA 的结、直肠癌肝转移患者,肝切除术后远期生存率比未行 FNA 者低,因此,根据目前的相关资料,有学者强烈推荐能切除的结、直肠癌肝转移不用 FNA 诊断;在我国的 CRLM 诊疗指南中也仅限于病情需要时应用。

（3）新辅助化疗。应注意化疗相关的肝损害。越来越多的证据表明,术前化疗与肝间质的病理改变有关。两种更为主要的肝损害为化疗相关性脂肪性肝炎和肝窦阻塞综合征,这两种肝损害,使肝切除术的合并症和手术死亡率增加。警惕靶向治疗药物的不良反应,比如贝伐单抗可能增加器官穿孔和出血的风险,也会延迟伤口愈合,所以肝切除前6～8周应停用此药。

（4）合理把握手术时机,避免过度新辅助化疗。辅助化疗有正面效应,可以提高肝切除率,但也有负面效应,产生不良反应。治疗过程中应该权衡用药类型和疗程长短,定期检测,一旦肝转移灶能切除即应马上切除,而不应等待化疗达到影像学最大效应（转移灶消失）,而事实上,超过80%影像学上消失的肝转移灶仍存在癌细胞。

(5)建立多学科专家组(MDT)的综合治疗模式(MDT综合治疗模式),是由来自两个以上相关学科、相对固定的专家组成工作组,针对某一器官或系统疾病,通过定期、定时、定址的会议,提出适合患者病情的、最恰当的诊疗方案,并由相关学科单独执行或多学科联合执行经MDT讨论的诊疗方案的一种医疗模式。CRLM的现代治疗策略应该由包括外科学、肿瘤内科学、放射学和病理学专家组成的多学科小组来决定;以患者为中心,以专家组为依托,多学科治疗措施有机结合。MDT综合治疗模式的建立,有助于我们发挥更大的优势,给予患者更为全面的治疗,更好的避免诊疗风险,从而有效地提高患者的治疗效果,延长生存期。

二、神经内分泌肿瘤肝转移

神经内分泌肿瘤(NET)为起源于弥散性神经内分泌系统的一类肿瘤,是少见的临床疾病,近年来发病率有所增加,每年约5.25/100000。此类肿瘤种类繁多,表现多样,早期症状不典型且缺乏特异性,而且可发生于全身各个部位,位置隐蔽,生长缓慢。常见于胃肠道(约67.5%),其次为呼吸系统(约25.3%),少数发生于甲状腺、肾、卵巢、前列腺、乳房及皮肤等。最近研究表明,不同部位的NET发病率与种族、性别有关,欧美地区以空回肠、肺、直肠多见,亚太地区以直肠、肺、胰腺、胃多见;男性好发部位依次是小肠、直肠、胰腺,女性好发部位是肺、阑尾、胃。与其他恶性肿瘤相比,神经内分泌肿瘤进展缓慢,通常在诊断时已经发生转移,最常见的转移部位是肝。多项研究表明,转移是影响NET患者预后和生存期的重要因素,但即使发生转移,仍能存活较长时间;对于已经发生肿瘤转移者,如能手术切除原发灶及转移灶,则可降低肿瘤负荷,减轻肿瘤相关物质过量分泌引起的相应症状,从而提高患者的生存质量。

【发病机制】

关于NET及其肝转移的发生、发展机制仍不明确。多数学者认为,家族遗传性的NET,如Ⅰ型多发性神经内分泌肿瘤、VHL综合征、神经纤维瘤病、结节性硬化症,它们的发病机制基本明确与染色体突变有关;散发型NET的发病及转移机制可能与染色体异常有关;且转移的发生与原发肿瘤的部位、肿瘤大小、分化程度均相关。当前,对于与NET发生、侵袭相关的癌基因、抑癌基因及信号转导途径已受到关注,并且系列研究成果已逐渐用于临床。

【分类】

1.世界卫生组织将神经内分泌肿瘤分为5种类型。①高分化内分泌瘤;②高分化内分泌癌;③低分化内分泌癌;④外分泌及内分泌混合型癌;⑤瘤样病变;根据肿瘤分泌的物质是否引起典型的临床症状可将其分为功能性肿瘤和无功能性肿瘤。

2.神经内分泌肿瘤转移的判定。至少存在下列3种情况之一即为发生转移:①局部浸润至周围器官或组织;②存在淋巴结转移;③存在远处转移。

【临床表现】

不同类型及不同部位的NET,其临床表现不尽相同;比如功能性的胰腺NET(胰岛素瘤)表现为whipple三联征;无功能性的胰腺NET表现为上腹疼痛、上腹部不适、黄疸、消瘦等;食管NET主要表现为吞咽困难、胸骨后不适等;直肠NET表现为排便习惯改变、便血、腹痛、肛门不适等;胃NET表现为上腹不适、疼痛、呕血、黑粪等;肺NET表现为咯血、咳嗽、发热、胸痛、呼吸困难等。很大一部分患者在初诊时,就发现有肝转移,有文献报道称:肝转移见于50%~75%的小肠类癌、80%~85%的胰腺NET;其临床表现无特异性,部分患者可出现右上腹隐痛,乏力等表现,CT 检查可发现肝单发或多发占位;部分患者可发生"类癌综合征",包括腹痛、面色潮红、腹泻、哮喘、消瘦、周围性水肿、心脏病和糙皮病等,这些症状通常在类癌肿块较大或出现肝转移时出现,可能是因为类癌(分化较好的神经内分泌肿瘤)分泌活性物质(如:5-HT)的量超过自身降解及肝的代谢能力进入血流所致。

【诊断】

(一)实验室检查

1.肝功能检查

部分患者可出现肝功能的损害,表现为转氨酶(ALT、AST)、胆红素(TBIL)、碱性磷酸酶(AKP)等升高,当肝弥漫性病变、肝功能严重受损时,还可出现清蛋白及凝血功能的下降。

2.激素水平

对于功能性的 NET,都会出现特定的激素水平升高,而导致相应的临床症状;如,胰岛素瘤时,血清胰岛素浓度>36pmol/L,血清胰岛素水平和血糖比值>0.3;胃泌素瘤时,血清胃泌素浓度>1000ng/L。

3.肿瘤标记物检查

常见的肿瘤标记物如 CEA、CA19-9 等,大多为正常;目前 NET 常用的诊断标记物包括:嗜铬蛋白 A(CgA)、人白细胞介素-6(IL-6)、可卡因-安非他明调节的转录蛋白免疫反应(CART-LI)等。研究表明,血浆中 CgA>5000μg/mL 时,提示 NET 预后较差,同时 CgA 也可作为生长抑素类制剂治疗 NET 的疗效评估指标;血清 IL-6 对于早期诊断无功能性胰腺NET 有一定意义,并可作为预后标记物;CART-LI 联合 CgA,可使 NET 的诊断敏感性提高至 85%~91%,尤其对胰腺恶性 NET 诊断,可提高至 95%。

(二)影像学检查

1.超声检查

是目前首选的肝转移筛查方法,影像学表现跟其他类型的肝转移癌类似,表现为无回声、低回声、强回声、混合性回声等;此外,还可以在超声引导下行肝穿刺活检。

2.CT 检查

神经内分泌肿瘤肝转移时,一般而言,大多为多发性或者弥漫性病变,肝的 CT 表现多样;平扫可表现为完全囊性、低或高密度。经治疗后,转移灶可发生钙化,实质部分发生坏死甚至形成囊肿,部分可引起肝包膜回缩;增强后动脉期病灶实质部分明显强化,静脉期可退至与肝实质等密度。

3.MRI 检查

影像学表现跟其他类型的肝转移癌类似,多数形态呈不规则、多发、大小不等的结块影,表现为长 T_1 低信号和长 T_2 高信号;增强时多数病灶呈不均匀或环形强化,中心坏死区无强化,部分富血供转移瘤可表现为均匀强化,延迟后呈低或等信号。

(三)病理检查

病理检查是 NET 诊断的金标准,同时也可依据病理诊断标准,判断分化程度,区分良、恶性肿瘤;有研究表明:分化好的 NET 患者转移率要明显低于分化差者;此外,通过肿瘤大体标本测量发现,肿瘤大小是 NET 转移的重要预测因子之一,将 2cm 作为转移判断值,具有最佳的敏感度和特异度,肿瘤直径>2cm 的 NET 转移率明显高于直径<2cm 的 NET。

【治疗】

(一)手术治疗

目前,对于神经内分泌肿瘤肝转移的治疗而言,在排除远处多发转移和病人身体状况佳的情况下,同时满足肝转移灶小,且多位于周边或局限于半肝,肝切除量低于 50%;首选同时切除原发灶、转移淋巴结和肝转移灶,术后进行综合治疗。如病人情况无法耐受同期切除,可考虑先切除原发灶,二期切除转移灶。目前肝部分切除逐渐成为主要的手术方式。

大量的回顾性分析发现,对局部晚期或转移性胰腺神经内分泌肿瘤联合多脏器切除,不增加围术期并发症发生率和死亡率,行手术切除病人,可显著延长生存期;Sarmiento 等报道 23 例胰腺神经内分泌肿瘤肝转移病人,其中 9 例接受 R_0/R_1 切除,14 例接受肝转移灶减瘤切除(残留肿瘤体积<10%),无围术期死亡,5 年存活率 71%,中位生存期 76 个月,症状控制率 24%;Norton 等统计了 16 例神经内分泌肿瘤肝转移的患者,施行手术治疗;均切除原发病灶,肝转移灶手术有肝叶切除或肝三段切除 6 例、楔形切除 10 例,加用射频治疗 2 例,切缘均阴性;中位随访期 32 个月,5 年生存率为 82%;Sarmiento 等报道行内分泌肿瘤肝转移灶切除 170 例,其中 R_0 切除率 44%,5 年复发率 84%,经切除后(R_1、R_0)症状控制率达 96%,5 年存活率 61%;即使再次出现症状复发,相对未切除的病人,减瘤后的病人症状轻且较容易用生长抑素(SST)类制剂控制。

(二)经超声定位肝转移灶局部治疗

包括射频消融、乙醇注射等,既可经皮穿刺亦可经腹腔镜实施。适用于肝多发转移,无法手术切除;或肝转移灶切除后再发转移;或经介入治疗后病灶明显缩小的病例。一般要求单个病灶直径≤4cm 且病灶不紧贴肝大血管。

(三)介入治疗

如肝多发转移,无法手术切除,也不适合射频治疗,可以选择行经肝动脉介入治疗;包括肝动脉栓塞化疗(TACE)、单纯肝动脉栓塞(TAE)和单纯化疗药物灌注(TAI 或 TACP)等方式;大多数肝转移灶的血供比较丰富,且主要来源于肝动脉,而正常肝组织的供血主要来源于肝门静脉,这成为肝动脉化疗或栓塞治疗神经内分泌肿瘤肝转移的理论基础。文献报道的栓塞剂种类繁多,包括碘油、300~500μm PVA 微粒或 Embosphere 栓塞微球、吸收性明胶海绵颗粒、甚至 NBCA,ONYX 胶等,一般栓塞 2~3 个疗程达到最佳治疗效果,目前尚无不同栓塞剂治疗效果的比较研究。常用的细胞毒药物包括多柔比星、链佐星(链脲霉素)、丝裂霉素、氟尿嘧啶等,均已应用达 15 年之久。介入治疗的绝对禁忌证包括肝门静脉主干完全闭塞,肝衰竭,肝脓肿、既往胆肠吻合手术史;相对禁忌证包括肿瘤体积大于肝体积的 75%;肾减退。其主要不良反应为栓塞后综合征,发生于 90%的患者,主要表现为疼痛、发热、肝酶增高,10%的患者可出现严重不良反应:包括急性肝衰竭、急性肾衰竭、类癌危象、消化性溃疡出血、胆囊炎等。

研究表明,有 80%接受栓塞化疗的患者可获得完全缓解或部分缓解,中位进展时间为 15 个月,5 年生存率为 50%;亦有文献表明,介入治疗在大部分病人中可改善症状,在 35%~40%的病人中可观察到影像学的客观反映,经治疗后,病人的中位生存期为 23~36 个月。有学者研究发现,TACE 对肝内肿瘤负荷>75%的肝转移癌的治疗效果,结果表明对于胰腺神经内分泌肿瘤肝转移,影像学有效率为 82%,临床有效率 65%,无进展生存期和总生存期分别达 9.2 个月和 17.9 个月,均显著高于黑色素瘤或胃肠道间质瘤肝转移。当然,对于肝内广泛转移的患者,应行分次栓塞,以避免发生急性肝衰竭和严重并发症。近年来,有中心使用含有 ^{90}Y 的放射性微球(如:TheraSphere 和 SIR-Sphere)进行放疗栓塞治疗肝转移癌取得了较好的效果。King 等使用 SIR-Sphere 配合肝动脉灌注氟尿嘧啶治疗 34 例不可切除的胰腺神经内分泌肿瘤肝转移患者,3 个月时临床有效率为 55%,6 个月时为 50%,影像改善率为 50%,总生存期达(29.4±3.4)个月;但放射性微球价格昂贵、不易获得,目前应用十分有限。

对于神经内分泌肿瘤肝转移,上述 3 种介入治疗方式,何种方式效果更好目前尚无明确结论。有研究比较了 TACE 和 TAE 对胰腺神经内分泌肿瘤肝转移的治疗效果,结论是两者无显著差异,TACE 既不增加治疗效果,也不导致额外风险;而 Gupta 等研究了 123 例胰腺神经内分泌肿瘤肝转移患者,包括 69 例类癌和 54 例胰岛细胞瘤,结果对类癌肝转移,TAE 的治疗效果优于 TACE,而对于胰岛细胞瘤,TACE 的有效率和患者生存期均优于 TAE。

(四)全身化疗

化疗被认为是目前分化差、快速进展的神经内分泌肿瘤的治疗方法,对于分化好、生长较慢的肿瘤,如肿瘤年生长<25%,化疗益处十分有限。有文献报道,多药联合较单药治疗效果好。首选化疗药物为链佐星,单独应用的有效率为 26%,链佐星联合氟尿嘧啶的有效率为 68%,链佐星联合多柔比星有效率为 69%;可见,应采用联合方案化疗,以取得更好疗效。研究显示,以链佐星为基础的联合化疗能提高神经内分泌肿瘤治疗的有效率,联合方案包括链佐星+氟尿嘧啶、链佐星+多柔比星、链佐星+环磷酰胺,脲霉素+氟尿嘧啶+多柔比星等;联用干扰素(IFN)和生长抑素(SST)类制剂,可使单药治疗无效的肿瘤缩小率达 35%;但目前多数关于化疗的疗效评价相关临床研究均为回顾性的,且由于评估的肿瘤为异源性,无统一完善的标准。

(五)生物治疗

主要包括 IFN 和 SST 类制剂的治疗。IFN 被认为是低增殖肿瘤的首选治疗药物,也可与 SST 类似物联合治疗。作用机制尚未明确,可能与抑制细胞增殖、免疫细胞介导的细胞毒作用、抑制血管生成及阻断细胞周期来减慢肿瘤生长有关。干扰素在症状和生物学反应方面可获得较高的有效率(80%),但也会带来相应的不良反应,如发热、白细胞减少等。目前常用的是 IFN-α,IFN 治疗类癌的有效率为 40%～60%,肿瘤缩小率为 10%～15%。最近有研究显示,IFN-β 对消化道神经内分泌肿瘤有更强的抑制作用。

SST 类似物通过与 SST 受体(SSTR)结合抑制多肽释放改善临床症状,改善病人的生活质量,同时阻断细胞周期的 G_1 期,抑制肿瘤生长;另外还通过非 SSTR 依赖途径调节免疫、抑制血管形成、促进凋亡等阻止肿瘤细胞生长。有学者用长效 SST 类制剂治疗晚期无功能胰腺神经内分泌肿瘤,21 例病人中有 8 例病情稳定平均>49 个月,13 例病人在 18 个月后病情进展;同一研究组的另一研究发现,转移性胰腺神经内分泌肿瘤病人,经 6 个月长效 SST 类制剂治疗反应良好的,3 年存活率 100%,而无反应的病人仅 52%。

(六)肝移植

在目前肝移植供体缺乏的情况下,为神经内分泌肿瘤肝转移患者实施肝移植,有很大争议,必须要考虑到这类疾病进展缓慢的特点及权衡肝移植术和其他治疗方法的利弊而选择适当的治疗方案。然而近年来一些单中心和多中心的回顾性分析研究证明,虽然肝移植有很大的风险,但相比较其他类型的继发性恶性肿瘤而言,神经内分泌肿瘤肝转移患者肝移植术后可长期缓解症状,一部分患者甚至可得到治愈。

由于肝移植治疗效果的不确定性和较高的复发率,术前选择合适的患者及手术时机非常重要。对原发病灶局限伴广泛肝转移且全身情况良好的病例,经严格挑选可考虑行原发病灶切除加同种异体肝移植术。国外有学者建议神经内分泌肿瘤肝转移患者存在以下 3 种情况可行肝移植术:①肿瘤不能行治愈性切除或大部分切除;②肿瘤对药物或介入治疗无反应;③有引起生命危险的激素相关物质释放。他们还排除了低分化的神经内分泌肿瘤及分化良好但细胞增殖指数高(Ki-67>10%)的肿瘤;依此标准,1997~2001 年共实施 9 例肝移植,随访时间为 4~45 个月;结果发现这组病例肝移植术后激素相关物质释放引起的相应症状完全消失,患者得到了一个相对较长的疾病缓解期,甚至有些患者可能治愈。

中华医学会外科学分会胰腺外科学组也于近年提出了胰腺内分泌肿瘤伴肝转移患者的肝移植指征:确定为内分泌肿瘤肝转移,胰腺,原发病灶可完整切除,肝双侧叶不可切除的多发转移灶,肿瘤 Ki-67<10%(如 Ki-67<5%,预后更好),无肝外转移和区域淋巴结转移,存在无法用药物控制的、明显影响病人生活质量的症状,无其他肝移植禁忌证。

【诊疗风险的防范】

神经内分泌肿瘤肝转移是一种特殊类型的肝转移瘤,有别于其他恶性肿瘤肝转移,如总体恶性程度偏低,但即使发生转移,仍能存活较长时间;功能性 NET 患者在临床表现上可出现相关物质分泌过多引起的症状;NET 肝转移并不是肝移植的绝对禁忌证,能取得一定的效果等;在 NET 肝转移的临床诊治过程中,我们需注意以下几个方面。

(1)对于功能性 NET 肝转移,要特别注意相关肽类和神经胺类物质分泌过多所引起的临床症状,比如胰岛素分泌过多造成的低血糖症状(胰岛素瘤);胃酸分泌过多造成的消化道溃疡、腹泻症状(胃泌素瘤);5-HT 分泌过多造成腹痛、腹泻、面色潮红、哮喘、周围性水肿等类癌综合征(类癌);当临床上出现典型症状时,一方面要积极对症处理,另一方面也是提示我们是否要考虑 NET 的存在;因此在临床上,我们要时刻警惕,出现症状,及时的分析原因,给予患者相应的治疗,避免诊疗风险。

(2)NET 的诊断需要结合临床表现、借助影像学检查、最终仍需病理明确;目前尚缺乏敏感性、特异性较高的 NET 诊断标记物;而判断是否存在肝转移,也主要是通过 B 超、CT、MRI 等检查;长期以来诊断恶性神经内分泌肿瘤的标准是出现转移或广泛浸润周围器官组织,到目前为止还没有找到敏感和特异的能够区分良恶性或预测恶性潜能的指标;因此,对于 NET 患者,不管良性还是恶性,我们都要定期随访,注意有无肝或其他部位转移,早发现,早诊治。

(3)在 NET 肝转移患者的治疗过程中,要时刻注意不良反应的发生,比如介入治疗的栓塞后综合征,大部分患者均可能发生,主要表现为疼痛、发热、肝酶增高,小部分患者甚至出现急性肝衰竭、急性肾衰竭、类癌危象、消化性溃疡出血等;SST 类制剂治疗的不良反应,如脂肪及维生素 A、维生素 D 吸收障碍以及腹泻、胆囊结石、高血糖等;一旦出现治疗不良反应,应积极对症治疗,避免进一步加重。

（4）对于肝移植治疗神经内分泌肿瘤肝转移患者，目前虽有不同的意见，但当内科治疗及介入治疗无效且不能施行肝转移瘤切除术时，肝移植仍是最好的选择；而且由于肝移植术后能够有效地缓解症状及可能得到治愈，故而即使在目前供肝短缺的情况下，选择合适的患者实施肝移植术还是值得的；但是在临床工作中一定要严格把握此类患者的肝移植适应证，否则既浪费了肝源，又不能有效缓解症状。

三、其他来源的转移性肝癌

转移性肝癌，又称继发性肝癌。由于肝血供的特点以及肝窦上皮细胞间隙使得肿瘤更易于进入肝实质，有近50％的恶性肿瘤发生肝转移，高于肺转移的发生率。尸检表明，我国转移性肝癌为原发性肝癌的1.2倍，西方国家则为20～64.5倍；许多脏器的癌肿均可转移到肝，尤以胃肠道的癌肿最多，约60％的胃肠道恶性肿瘤可发生肝转移，其次为乳腺癌，约为35％；其他如胰腺癌、子宫癌、卵巢癌、肺癌、肾癌、鼻咽癌等亦可转移到肝，形成转移性肝癌。

【病因】

人体各部位的癌肿转移到肝有4种途径。①经肝门静脉转移：为主要转移途径，消化道及盆腔部位的恶性肿瘤多经此道转移入肝，占肝转移瘤的35％～50％；②经肝动脉转移：肺癌、乳腺癌、肾癌、恶性黑色素瘤、鼻咽癌等可经此转移入肝；③经淋巴道转移：此种途径较为少见，胆囊癌可沿胆囊窝淋巴管扩展至肝内，也可以经肝门淋巴结循淋巴管逆行转移到肝；④直接蔓延：胃癌、胆囊癌等可直接蔓延侵犯肝。

【临床表现】

转移性肝癌的临床表现与原发性肝癌很相似，但较后者发展慢，症状也轻；如肝转移灶与原发器官的癌肿同时存在，则主要表现为肝外原发癌所引起的症状，而肝的症状轻微或者不明显，只能在体检或剖腹探查时发现癌肿已转移到肝；也有部分病人出现了转移性肝癌的症状，而其原发灶十分隐匿，不易被查出；如原发灶切除后又出现肝转移灶时，则病人多主诉上腹或肝区闷胀不适或隐痛，随着病情发展，病人又出现乏力、食欲缺乏、消瘦或发热等症状，查体时在上腹部可触到增大的肝，或质地坚硬有触痛的癌结节；晚期病人可出现贫血、黄疸和腹水等，肝糖原储备功能丧失，甚至出现暴发性肝衰竭，发生低血糖性昏迷；有腔静脉受压时会出现下肢肿胀及腹壁静脉曲张。

【诊断】

转移性肝癌的诊断，关键在于查出原发癌灶，如发现肝区疼痛等症状的同时查到其他脏器有原发癌灶存在，则诊断多可确立。

（一）实验室检查

1.肝功能检查

以胆红素、碱性磷酸酶、转氨酶最具有诊断价值；但也有学者认为，肝功能检查对肝转移的诊断并没有帮助；清蛋白及凝血功能亦有一定价值，正常则表示肝合成功能好；若肝细胞无损伤，有凝血异常和清蛋白降低，则提示有广泛转移病变。

2.肿瘤标志物检查

AFP和CEA分别用于监测肝细胞癌和结、直肠癌，检查CEA倍增时间长，肿瘤生长慢，预后好，发生肝转移的可能性小；2/3的胃癌、胰腺癌和胆管癌病例中血CA_{19-9}浓度增高；CA_{50}

和 CA_{19-9} 相比，胰腺癌、肺癌、前列腺癌等有升高；有 50％的胰腺癌和卵巢癌 CA_{72} 升高；有 80％以上卵巢腺癌 CA_{125} 升高；胃癌肝转移其增殖相关抗原 P_{105} 升高；CEA 伴免疫抑制酸性蛋白(IPA)升高可示胃癌肝转移。

(二)影像学检查

1.超声检查

首选用于筛选和诊断肝疾病，无创、方便但有漏诊；转移性肝癌的回声类型可表现为无回声、低回声、强回声、和"靶型征"等，边界清晰，但不同组织来源的肝转移瘤可表现出不同的声像图特征；比如低回声型见于各种癌灶肝转移；高回声型多见于胃肠道和泌尿系肿瘤的肝转移；无回声囊型常见于有分泌性的转移瘤；钙化型常见于胃肠道和卵巢肿瘤肝转移；此外，还可以在超声引导下行肝穿刺活检。

2.CT检查

是目前诊断转移性肝癌最精确的影像学方法。平扫时可见肝内多个形态不一的低密度灶，少部分病人可出现钙化征象，极少数可见囊性转移灶；增强扫描时可见病灶中心为低密度、边缘为高密度环形强化，最外层又组织的密度又低于肝实质，此称"牛眼征"，病理上，环形强化区位肿瘤组织，外带为受压的肝细胞和肝窦，对诊断转移性肝癌有一定的帮助，但应与肝脓肿的"双环征"相区别。

3.MRI检查

转移性肝癌多数形态呈不规则、边缘清楚、多发、大小不等的结块影，表现为长 T_1 低信号和长 T_2 高信号；由于肿块内发生坏死、囊变、出血、脂肪浸润、纤维化、钙化等改变；因此，在 T_1 加权像上多呈不均匀信号；转移癌的典型征象：在 T_2 加权像上中央呈现小圆形、片状均匀或不均匀高信号，其周围有宽度不等的低信号环绕，其信号强度要比周围正常肝实质低，有的病例在低信号内晕环的周围还有一个比周围正常肝实质信号要高的外晕环，此称"靶征"或"牛眼征"。

4.PET-CT检查

是近年来发展较快的一项影像学诊断工具，有着很高的灵敏度，但其特异性较低，而且易产生假阳性结果，同时该检查也存在着费用较高、病灶定位较差等缺点，因此 PET-CT 扫描不作为常规推荐。

5.血管造影

血管造影具有"交通图"的功用以利于外科手术及评估肝占位；富血管病灶见于恶性类癌、平滑肌肉瘤和肾细胞癌等的肝转移；少血管病灶见于恶性黑色素瘤、胰腺癌、胆囊癌、胆管癌、肺癌、食管鳞状细胞癌等的肝转移。

(三)组织学检查

可在 B 超、CT、腹腔镜引导下行肝组织活检或细针针吸活检对可疑病灶做组织学检查，病理检查为金标准，若无影像引导穿刺活检，有 25％的漏诊率；但组织学诊断仅能判断恶性程度或细胞类型，难于确定原发部位，且有出血、胆瘘、肿瘤沿针道播散的危险；因此目前组织学检查仅在病情需要时进行，不作为常规推荐。

【治疗】

（一）手术治疗

1.适应证

手术切除是转移性肝癌最有效并可能使患者长期存活的治疗手段，其手术适应证包括：①全身情况好，心、肺、肝和肾功能基本正常；②转移灶为单发或虽为多发但范围局限于半肝；③原发灶能够切除或已经切除；④无肝外转移灶或肝外转移灶能够得到有效治疗；⑤转移性肝癌术后复发，但病灶较局限，符合手术条件者也可考虑再次手术切除。

2.手术时机

关于转移性肝癌切除的时机，目前意见尚不统一。在同时性肝转移的情况下，一般主张在原发灶和肝转移灶能同期切除时应力争同期切除，以减轻肿瘤的负荷，理由是因为肝转移灶以后有可能发生二次转移，多发肝转移灶经过 3～6 个月后可能失去手术切除机会；但是也有学者主张先将原发灶切除，3～6 个月后再进行肝转移灶切除；理由是同期手术死亡率和并发症的发生率高，微小肝转移灶可能会被漏掉；国外有学者也认为，对可以切除的同期发现的转移性肝癌，在原发灶行根治性切除术后 4～6 个月，能明确排除肝外转移后再行二期手术，这样既可达到根治的目的，又可避免短期内出现多病灶施行不必要的手术。我们认为，同期发现有肝转移者，若情况允许还是应努力争取一并切除原发灶和转移灶。但在手术治疗原发病灶时，若术前未能发现肝转移灶而术中证实有肝转移，决定是否一并切除原发灶和转移灶是困难的。实际上，越来越多的研究表明，同期手术与分期手术安全性及预后均相当。因此手术时机的选择取决于患者的具体情况及外科医师的经验；如患者的手术耐受力，原发肿瘤与肝转移性灶的部位、大小，切口的位置是否有利于肝切除的术野暴露、术中超声检查情况等因素。

3.手术方式

转移性肝癌的切除术式，包括扩大肝切除、规则性肝叶切除、肝段切除和肝部分切除；目前肝部分切除逐渐成为主要的手术方式。术前需要明确转移灶与肝门静脉、肝静脉及下腔静脉的关系。

4.手术疗效及预后

随着对转移性肝癌生物学特性认识的加深以及影像学的进步和肝外科技术的提高，对转移性肝癌切除的成功率已大大提高，生存率明显改善。目前，国内一些较大的肝胆外科中心肝癌的总切除率可达 30%～60%，而手术死亡率在 5% 以内；欧美报道，转移性肝癌切除后 5 年生存率为 25%～49%；国内黄韬等通过回顾性研究发现，转移性肝癌总切除率达 55.8%，切除性手术组的 1 年、3 年、5 年生存率分别为 74.1%、39.7% 和 23.3%，明显高于非切除性手术组相应的 33.7%、2.2% 和 0；Minagawa 等收集了 187 例同期行转移性肝癌根治性切除的病例进行研究，结果发现所有病例均未发生手术死亡，其 3 年、5 年和 10 年的生存率分别为 49%、35% 和 25%；尽管手术切除在所有治疗方法中效果较好，但仍有 70%～80% 的患者术后会复发与转移，对于符合手术条件的再次复发病例仍可考虑手术切除。有报道对残肝复发癌积极地进行手术切除，也能得到与初次肝切除相近的治疗效果，但与初次肝切除相比，再次肝切除可能手术时间长、出血量多，但合并症及院内死亡的发生率与初次肝切除相比无显著差异，切除率在 10%～15%；值得注意的是，第 2 次转移性肝癌切除后，仍有一定的再次复发率，故术后应辅以积极的全身或局部治疗,防止再次复发。

(二)肝血管介入治疗

包括肝动脉栓塞化疗(TACE)、单纯肝动脉栓塞(TAE)和肝动脉插管灌注化疗(TAI)、肝门静脉栓塞治疗(PVE)及肝动脉和肝门静脉双路径治疗等方式。严格说,除了碘过敏外,各期转移性肝癌均是肝血管介入治疗的适应证,无绝对的禁忌证。但一般认为严重的肝肾功能不全,重度腹水,重度门静脉高压,肿瘤巨大占肝体积的 80% 以上;或者肝门静脉被广泛浸润,癌栓造成肝门静脉主干完全闭塞;全身广泛转移或临终期不适合血管的介入治疗。

1.TAE 和 TACE

由于大多数转移性肝癌的血供主要来源于肝动脉,这为肝动脉栓塞治疗提供了理论依据。因此 TAE 及 TACE 是目前治疗不能手术切除的转移性肝癌的首选方法。TAE 能栓塞肿瘤血管,使肿瘤内及周围的血流中断或减少,达到治疗肿瘤的目的;TACE 可提高肿瘤局部的化疗药物浓度,对肿瘤细胞的杀伤选择性较全身化疗强,全身毒性反应小,患者耐受性好。常用的栓塞剂包括碘油、$300\sim500\mu m$ PVA 微粒或 Embosphere 栓塞微球、吸收性明胶海绵颗粒、甚至 NBCA,ONYX 胶等;常用的细胞毒药物包括多柔比星、链佐星、丝裂霉素、氟尿嘧啶等,均已应用达 15 年之久。

2.TAI

应用 Seldinger 插管技术,将导管置于肝动脉,通过灌注大剂量化学抗癌药,使到达肝癌组织内的药物浓度比一般周围静脉给药或口服给药要高出 $10\sim30$ 倍,全身不良反应明显减少,因此对肝癌治疗更为有效。

3.PVE

尽管 TACE 是目前公认的对不能切除的转移性肝癌首选的治疗方法之一,但仍有相当一部分患者疗效不佳,原因之一是未能解决肿瘤细胞完全坏死,而肝门静脉参与肿瘤血供是重要因素。有学者通过经皮肝穿刺肝门静脉造影,能使直径在 $6\sim7cm$ 的原发性与继发性肝癌、直径 $<6cm$ 的原发性小肝癌及直径为 $1\sim2cm$ 的转移性肝癌显影,提示肝门静脉灌注药物可到达肿瘤组织,由此可见通过肝门静脉给药或同时加上肝动脉插管进行双途径给药对治疗肝肿瘤有重要意义。

(三)局部治疗

1.射频消融(RFA)

大量的临床实践证实,RFA 是局部治疗肝肿瘤的有效技术,被认为是对不宜手术或不能手术的原发性肝癌和转移性肝癌病人实施治疗的一种有效手段。RFA 对于直径 $\leqslant3cm$ 的小肝癌的疗效已经得到肯定。随着设备的改进以及治疗技术的进步,RFA 已开始用于对各种类型的较大肝肿瘤的治疗,并取得了较好的疗效。

2.经皮无水乙醇瘤内注射(PEI)

PEI 属于经皮化学消融介入治疗,具有安全、经济、创伤小、适用范围广、可重复治疗等优点。适用于无肝穿刺禁忌证及无乙醇过敏史的所有转移性肝癌病人,对肿瘤直径 $<5cm$、肿瘤数目 <3 个的病例可以获得良好的治疗效果。大量的临床实践已证实 PEI 是治疗小肝癌的有效方法,非对比的研究显示,PEI 治疗小肝癌 3 年存活率为 $47\%\sim77\%$,与手术切除后病人的

存活率非常接近。

3.氩氦刀冷冻治疗

氩氦刀冷冻治疗是通过高压氩气,使肿瘤组织细胞的温度迅速降低至−40℃以下,冰晶迅速在肿瘤细胞内外形成,细胞内外电解质和渗透压失衡,最终导致肿瘤细胞组织不可逆变性和坏死。陈焕伟等对 26 例原发性肝癌、15 例复发性肝癌和 13 例转移性肝癌总共 105 个瘤灶经皮冷冻治疗,结果发现其术后 1 年累积存活率分别为 81.82%、46.22% 和 80.21%,无出血、胆漏等严重并发症发生;认为氩氦刀冷冻治疗肝癌是一种安全、有效的经皮局部消融治疗新方法;亦有文献报道称经氩氦刀冷冻治疗后,局部肿瘤控制率可达 85%,转移性肝癌患者平均生存时间为 23 个月,2 年和 3 年生存率分别为 47% 和 29%。

4.微波凝固疗法

微波凝固疗法主要利用微波热效应和肿瘤不耐热的特点,使肿瘤组织凝固、坏死,达到原位灭活和局部根治的目的。该法对直径较大的肿瘤效果较差,需多次治疗;合并肝硬化的患者对微波消融的耐受性好。Adam 等研究表明,经皮微波凝固疗法可增强机体局部和全身的细胞免疫功能,以彻底消灭肿瘤及残存癌细胞,预防肿瘤复发;亦有研究表明,对直径约 3cm 的转移性肝癌进行微波治疗,患者平均 3 年和 5 年的生存率分别为 46%～62% 和 18%～29%,疗效与外科手术相似。

5.其他

局部治疗策略中还包括高能聚焦超声、激光治疗、X 刀等。客观而言,这些方法均有一定疗效。当然对于肿瘤治疗,我们应该根据患者具体情况全面分析、权衡利弊,进而综合运用现有的各种治疗手段以达到最佳的治疗效果。

(四)肝移植

目前肝移植技术已经较为成熟,尤其对于原发性的早期小肝癌、"意外癌"以及某些恶性程度不高的肝癌,肝移植术能取得较满意的疗效;但对转移性肝癌患者进行肝移植治疗,现阶段的经验还不多,且作用很有限,如对于来自非神经内分泌的转移性肝癌行肝移植术后,1 年生存率仅为 5% 左右;而对于神经内分泌系统来源的转移性肝癌因浸润性相对较弱,故是肝移植的一个较好适应证,如原发灶已切除,肝移植后可使病情得到长期缓解甚至治愈。

(五)全身化疗

化疗在不同来源转移性肝癌治疗体系中起着重要作用,经治疗后患者均能得到不同程度的缓解,提高生存率。临床上根据肿瘤来源的不同,治疗方案有所变化,治疗效果也有很大差异。例如:①结、直肠癌肝转移的全身化疗方案应用,使得越来越多的患者病情有所缓解,获得手术切除机会,许多医疗单位已将新辅助化疗作为可切除的结、直肠癌肝转移的术前常规治疗。②在胃癌肝转移的治疗中,化疗占有重要地位,许多新药,如第三代铂类衍生物草酸铂、紫杉醇类、拓扑异构酶Ⅰ抑制药喜树碱类以及吉西他滨、培美曲塞的出现,为晚期胃癌的治疗提供了更有效且更安全的方案。③而胰腺癌的肝转移预示着预后严重不良,且肝转移常常为多发散在的转移灶,化疗效果不佳,与不治疗相比生存期仅延长数月而已。④化疗常作为乳腺癌脏器转移的一线治疗,但肝转移疗效较其他转移灶疗效差,且生存期相对短,有研究发现乳腺癌肝转移接受全身化疗中位生存期仅 8.5 个月;但新的化疗药物和新的化疗方案的研究成功提高了缓解率,延长了生存期。⑤50%的非小细胞肺癌初诊有胸外多处转移,此类患者以化疗为主要方案,目的是延长生命和提高生活质量,对同期发生的孤立性转移,当原发病变为$T_{1-2}N_0$且能完全性切除的,其肺原发病变和可切除的孤立性转移病变建议手术治疗+全身治疗。

(六)生物治疗

作为转移性肝癌治疗的辅助疗法,基因治疗为近年来出现的一种肿瘤治疗的新策略,其机制主要为诱导肿瘤细胞自身生长的停滞或凋亡、增强肿瘤细胞的免疫原性,提高机体对肿瘤细胞的特异杀伤活性等,目前研究的基因有:自杀基因、免疫基因、抗血管生成基因、抑癌基因和癌基因等,部分已进入临床研究阶段,取得了一定的疗效。

(七)预后

转移性肝癌的预后取决于原发肿瘤的部位、恶性程度、肝受累范围、有无肝外部位转移灶和患者的全身情况。一般而言,患者在诊断为肝转移后1年内死亡,结、直肠肿瘤肝转移预后相对较好,多发性肝转移多死于2~3年,但有16%的单发性肝转移者存活5年以上。对已有肝转移的晚期肿瘤,只有在尽可能切除原发灶的情况下,采取以手术为主,辅以全身和局部治疗的综合疗法,才有可能最大限度地使病情缓解,提高患者生活质量,延长生存时间。

【诊疗风险的防范】

转移性肝癌属于恶性肿瘤的晚期表现,未经治疗的转移性肝癌预后很差,中位生存时间少于2年,少有超过5年者。目前对于转移性肝癌的治疗仍是一个比较棘手的问题,治疗方法虽有手术切除、介入治疗、局部治疗、全身化疗、甚至肝移植等多种方法,但其总体疗效及预后尚不甚满意。在转移性肝癌的临床诊治过程中,我们需注意以下几个方面。

(1)转移性肝癌的诊断相比治疗而言,相对容易,但应注意:①需要明确肝占位是原发灶还是转移灶;一般而言,都可以通过临床表现和影像学检查来明确;②若考虑为转移灶,应设法查出原发灶;有的原发灶确实比较隐秘,这就要求我们在考虑诊断时,应联合多种检查手段,力争找到原发癌灶,这对患者的治疗起着决定性的作用。

(2)外科手术切除是目前转移性肝癌的最佳治疗方式,只有在尽可能切除原发灶的情况下,采取以手术为主的综合治疗方法,才有可能最大限度地缓解病情,提高患者生活质量,延长生存时间。但现阶段手术切除率仍偏低,且术后复发率较高;如何通过综合治疗的方法,提高转移性肝癌的手术切除率,降低复发率,使得患者获得最佳的治疗效果,是目前研究的重点。

(3)应当建立MDT综合治疗模式,根据患者病情,给予更恰当、更全面的诊疗方案,更好地避免诊疗风险,从而有效地提高患者的治疗效果,延长生存期。当然我们在强调MDT综合治疗模式的时候,应当充分注重个体化治疗,因为不同来源的转移性肝癌,性质不同,恶性程度不同,预后也有很大差异;因此我们在临床工作中,治疗方案也要有相应的变化,更富有针对性,更好的避免诊疗风险。

第八章 胆管疾病

第一节 胆石症

一、流行病学

胆结石患病随年龄增长而增加,并且好发于女性。育龄妇女与同龄男性的患病比率超过3∶1,而70岁以后则下降到2∶1。妊娠、肥胖、西化的饮食、全胃肠外营养等因素可增加胆结石的患病风险。另外,人种因素亦与发病相关,如美国西部印第安人患病率超过75%,是全球胆石最高发的人群。

1983～1985年对我国26个省市11342例胆石患者调查显示,胆石的分布、类型与地域、饮食、职业、感染相关。在饮食习惯中,凡蛋白质、脂肪或糖类其中任何一类摄入多者,其胆囊结石或胆固醇结石发病率较高,而普通饮食或蔬菜吃得多得则胆管结石和胆色素结石增高。城市胆道结石为(3～5)∶1,农村为15∶1。职业中职员胆囊结石接近70%,胆管为20%;工人中胆囊结石接近60%,胆管为30%;农民中胆囊结石仅25%,胆管占65%。胆固醇结石73%在胆囊,17%在肝内外胆管;胆色素结石62%在肝内外胆管,27%在胆囊。在美国,有10%～20%的男子和20%～40%的女子患胆石症,后者每年造成约10000人死亡。因与胆石有关的疾病而每年都有50多万人的胆囊被切除,其费用超过60亿美元。

二、病因及病理生理

胆道结石形成的一般规律包括胆汁成分的析出、沉淀、成核及积聚增长等基本过程。其发病机制包括几种要素,首先,胆汁中的胆固醇或钙必须超饱和;其次,溶质必须从溶液中成核并呈固体结晶状而沉淀;再次,结晶体必须聚集和融合以形成结石,结晶物在遍布于胆囊壁的黏液、凝胶里增长和集结,胆囊排空受损害有利于胆结石形成。

胆固醇结石——胆固醇结石形成的基础为胆汁中胆固醇、胆汁酸以及卵磷脂等成分的比例失调,导致胆汁中的胆固醇呈过饱和状态而发生成晶、析出、结聚、成石。大部分胆汁中的胆固醇来源于肝细胞的生物合成,而不是饮食中胆固醇的分泌。胆固醇结石的形成,主要是由于肝细胞合成的胆汁中胆固醇处于过饱和状态,以及胆汁中的蛋白质促胆固醇晶体成核作用,另外的因素则应归因于胆囊运动功能损害,它们共同作用,致使胆汁瘀滞,促发胆石形成。此外,目前还有一些研究显示,胆囊前列腺素合成的变化和胆汁中钙离子浓度的过高也可能促发胆石形成。在部分患者中,胆石形成的前提条件是胆泥生成。所谓胆泥,是由含胆固醇晶体的黏滞的糖蛋白组成。这种胆泥在超声下可以查见,并且可能是胆绞痛、胰腺炎或胆管炎患者进行辅助检查所能发现的唯一异常处。

胆色素结石——包括黑色结石和棕色结石两种。黑色结石主要在患有肝硬化或慢性溶血性疾病患者的胆囊内形成,而棕色结石则既可在胆囊,又可在胆道内形成。细菌感染是原发性胆管结石形成的主要原因。原发性胆管结石在亚洲十分常见,感染源可能归咎于寄生虫如华支睾吸虫或其他不太清楚的病因。

造成胆结石"重女轻男"的主要原因可能如下。

1.喜静少动

许多女性尤其是中年女性,往往待在家里的时间多,运动和体力劳动少,天长日久其胆囊肌的收缩力必然下降,胆汁排空延迟,容易造成胆汁淤积,胆固醇结晶析出,为形成胆结石创造了条件。另外由于女性身体中雌激素水平高,会影响肝内葡萄糖醛酸胆红素的形成,使非结合胆红素增高,而雌激素又影响胆囊排空,引起胆汁瘀滞,促发结石形成。绝经后用雌激素者,胆结石发病率明显增多。

2.体质肥胖

许多女性平时爱吃高脂肪、高糖类、高胆固醇的饮品或零食,这一嗜好的直接成果就是身体发福,而肥胖是患胆结石的重要基础。研究表明,体重超过正常标准15%以上的人,胆结石发病率比正常人高5倍。40岁以上体胖女性,是胆结石最高发人群,此时,女性雌激素会使得胆固醇更多地聚集在胆汁中。

3.不吃早餐

现代女性中不吃早餐的恐怕要比吃早餐的多,而长期不吃早餐会使胆汁浓度增加,有利于细菌繁殖,容易促进胆结石的形成。如果坚持吃早餐,可促进部分胆汁流出,降低一夜所贮存胆汁的黏稠度,降低患胆结石的危险。

4.多次妊娠

女性在妊娠期间胆道功能容易出现紊乱,造成平滑肌收缩乏力,使胆囊内胆汁潴留,加之妊娠期血中胆固醇相对增高,容易发生沉淀,形成胆结石的机会则大大增加,而多产妇女发病率则更高。

5.餐后零食

现在我国很多家庭可以见到这样的情形,一家人吃完晚饭后,悠闲地坐在沙发上,边吃零食边聊天边看电视。这种餐后坐着吃零食的习惯可能是我国胆结石发病率逐高的原因之一。当人呈一种蜷曲体位时,腹腔内压增大,胃肠道蠕动受限,不利于食物的消化吸收和胆汁排泄,饭后久坐妨碍胆汁酸的重吸收,致胆汁中胆固醇与胆汁酸比例失调,胆固醇易沉积下来。

6.肝硬化者

这与肝硬化病人身体中对雌激素灭活功能降低有关,身体中雌激素灭活功能降低,则雌激素水平较高,加上肝硬化病胆囊收缩功能低下、胆囊排空不畅、胆道静脉曲张、血中胆红素升高等多种因素可造成胆结石。

7.遗传因素

遗传因子在明确胆结石危险性方面显然起着重要作用。胆结石在胆固醇胆石症患者的近亲中更经常产生。美国西南部的当地美国人患胆固醇胆石症的危险性很大(>80%),这一点似乎包含一种遗传因素。

三、临床表现

(一)胆囊结石

有急性发作史的胆囊结石,一般根据临床表现不难做出诊断。但如无急性发作史,诊断则主要依靠辅助检查。B超检查能正确诊断胆囊结石,显示胆囊内光团及其后方的声影,诊断正确率可达95%。口服胆囊造影可示胆囊内结石影。在十二指肠引流术中所取得的胆囊胆汁中(即β胆汁),发现胆沙或胆固醇结晶,有助于诊断。

胆囊结石的症状取决于结石的大小和部位,以及有无阻塞和炎症等。约有50%的胆囊结石病人终身无症状,即所谓隐性结石。较大的胆囊结石可引起中上腹或右上腹闷胀不适,嗳气和厌食油腻食物等消化不良症状。较小的结石每于饱餐、进食油腻食物后,或夜间平卧后结石阻塞胆囊管而引起胆绞痛和急性胆囊炎。由于胆囊的收缩,较小的结石有可能通过胆囊管进入胆总管而发生梗阻性黄疸,然后部分结石又可由胆道排入十二指肠,部分结石则停留在胆管内成为继发性胆管结石。结石亦可长期梗阻胆囊管而不发生感染,仅形成胆囊积水,此时便可触及无明显压痛的肿大胆囊。胆囊结石在无感染时,一般无特殊体征或仅有右上腹轻度压痛。但当有急性感染时,可出现中上腹及右上腹压痛、肌紧张,有时还可扪及肿大而压痛明显的胆囊。墨菲征常阳性。

(二)肝胆管结石

肝胆管结石是指肝内胆管系统产生结石,所以,又称肝内胆管结石。常与肝外胆管结石合并存在,但也有单纯的肝内胆管结石,又称真性肝内结石症。近年来,肝内胆管结石的病例越来越多,在国内报道的474例经手术证实的胆石症中,这种结石占15.4%。多数伴有胆总管结石。结石的分类多属胆红素结石。

肝胆管结石多有黄绿色块状或"泥沙样"结石的成分,多为胆红素钙。结石中心常可找到蛔虫卵,所以有的医师认为肝胆管结石系由胆道蛔虫、细菌感染致胆管阻塞所致。

肝胆管结石以左叶肝管居多,肝左外叶上、下段肝胆管汇合处的胆管略为膨大、结石多停留在该处,右侧肝胆管结石多见于右后叶胆管内。临床特点多表现为:

(1)患者年龄较胆囊结石患者为轻,部分病人与肝内胆管先天的异常有关。患者常自幼年即有腹痛、发冷、发热、黄疸反复发作的病史。

(2)对肝功能有损害,而胆囊功能可能正常。反复发作期可出现多种肝功能异常,间歇期碱性磷酸酶上升;久病不愈可致肝叶分段发生萎缩和肝纤维化。

(3)腹痛、黄疸、发热是主症,但很少发生典型的剧烈的绞痛。

(4)并发症多且较严重。较常见的有化脓性肝内胆管炎、肝脓肿、胆道出血等。

(5)胆造影可显示肝内胆管扩张而无肝外胆管扩张,肝管内有小透亮区。

四、诊断

(1)超声检查。

(2)口服或静脉胆囊造影。

(3)计算机断层扫描(CT)。

(4)经内镜逆行胆胰管造影术(ERCP)。

(5)经皮肝穿刺胆道造影(PTC)。

（6）超声内镜（EUS）。

（7）磁共振胆管成像 MRCP。

（8）螺旋 CT 胆管成像。

（9）放射性核素扫描。

五、鉴别诊断

1.肝疾病

如病毒性肝炎、肝硬化等。

2.胃肠道疾病

如胃肠道功能紊乱、消化性溃疡、位置高的阑尾炎及右侧结肠疾病等。

3.胆道疾病

如胆道功能失调、胆囊肿瘤、胆囊息肉样病变及胆道寄生虫等。

4.其他

如右侧肾盂肾炎，带状疱疹及神经根炎等。

六、并发症

胆结石可能会癌变。胆结石是胆囊癌发病诱因。胆囊长期受慢性炎症和胆结石内胆酸、胆碱的刺激，容易使胆囊黏膜发生癌变。由于胆囊癌患者往往都有胆结石，因此诊断时经常误诊。

胆管内的恶性肿瘤（胆管癌）可沿着胆管树发生在任何部位，发病高峰年龄在 60～65 岁，主要表现为黄疸、偶尔伴有疼痛和体重丢失。胆管癌的危险因素包括华支睾吸虫、先天性胆管囊性扩张症、硬化性胆管炎、溃疡性结肠炎。胆囊癌的临床表现和诊断与胆囊炎相似，常在胆囊切除时偶然发现，90％胆囊癌是腺癌。一年生存率仅 14％。

80％～90％胆囊癌伴胆石，胆囊癌的危险因素大多与胆结石的相同。美洲土著的一些人群有遗传倾向，他们在较年轻时发生胆结石的频率就很高，胆囊癌在他们当中的发病率为普通人群的 5～10 倍。胆结石的持续时间及严重程度与胆囊癌的危险因素有关。胆囊癌尤其与大结石（直径＞3cm）或有慢性炎症的胆囊壁的钙化（瓷胆囊）有关，这些发现因此被许多专家认为是胆囊切除术的指征，即使是无症状的患者也可行胆囊切除术。然而、由于胆囊腺癌在胆结石病人中的发生率小于 1/1000，因此目前对胆囊癌的预防在大多数患有无症状胆石的病人。

此外，胆结石还可出现继发性胆管结石和继发性感染。

七、预防

饮食调控是防止胆石症、胆囊癌发生的最理想预防方法。预防胆结石应注意饮食调节，膳食要多样，此外，生冷、油腻、高蛋白、刺激性食物及烈酒等易助湿生热，使胆汁淤积，也应该少食。富含维生素 A 和维生素 C 的蔬菜和水果、鱼类及海产类食物则有助于清胆利湿、溶解结石，应该多吃。

1.多喝水，不憋尿

不要憋尿，多喝多尿有助于细菌、致癌物质和易结石物质快速排出体外，减轻肾脏和膀胱受害的机会。

2.少喝啤酒

有人认为啤酒能利尿,可防止尿结石的发生。其实,酿啤酒的麦芽汁中含有钙、草酸、鸟核苷酸和嘌呤核苷酸等酸性物质,他们相互所用,可使人体内的尿酸增加,成为肾结石的重要诱因。

3.肉类、动物内脏要少吃

控制肉类和动物内脏的摄入量,因为肉类代谢产生尿酸,动物内脏是高嘌呤食物,分解代谢也会产生高血尿酸,而尿酸是形成结石的成分。因此,日常饮食应以素食为主,多食含纤维素丰富的食品。

4.少吃食盐

太咸的饮食会加重肾的工作负担,而盐和钙在体内具有协同作用,并可以干扰预防和治疗肾结石药物的代谢过程。食盐每天的摄入量应<5g。

5.慎食菠菜

据统计,90%以上的结石都含钙,而草酸钙结石者约占87.5%。如果食物中草酸盐摄入量过多,尿液中的草酸钙又处于过饱和状态,多余的草酸钙晶体就可能从尿中析出而形成结石。在食物中,含草酸盐最高的是菠菜,故应慎食菠菜。

6.睡前别喝牛奶

由于牛奶中含钙较多,而结石中大部分都含有钙盐。结石形成的最危险因素是钙在尿中浓度短时间突然增高。饮牛奶后2~3h,正是钙通过肾排除的高峰,如此时正处于睡眠状态,尿液浓缩,钙通过肾较多,故易形成结石。

7.不宜多吃糖

服糖后尿中的钙离子浓度、草酸及尿的酸度均会增加,尿酸度增加,可使尿酸钙、草酸钙易于沉淀,促使结石形成。

8.晚餐早吃

人的排钙高峰期常在进餐后4~5h。若晚餐过晚,当排钙高峰期到来时,人已上床入睡,尿液便潴留在输尿管、膀胱、尿道等尿路中,不能及时排出体外,致使尿中钙不断增加,容易沉积下来形成小晶体,久而久之,逐渐扩大形成结石。

9.多吃蔬菜和水果

蔬菜和水果含维生素 B_1 及维生素 C,它们在体内最后代谢产物是碱性的,尿酸在碱性尿内易于溶解,故有利于治疗和预防结石。

10.减少蛋白质的摄入

有研究表明高蛋白饮食可增加尿结石的发病率。因此节制食物中的蛋白质,特别是动物蛋白质,对所有结石患者都是有益的。

八、治疗

(一)胆结石的非手术疗法

1.溶石疗法(口服胆酸等药物溶石)

形成胆囊结石的主要机制是胆汁理化成分的改变,胆汁酸池的缩小和胆固醇浓度的升高。通过实验发现予口服鹅去氧胆酸后,胆汁酸池便能扩大,肝分泌胆固醇减少,从而可使胆囊内胆汁中胆固醇转为非饱和状态,胆囊内胆固醇结石有可能得到溶解消失。1972年,Danjinger首先应用鹅去氧胆酸成功地使4例胆囊胆固醇结石溶解消失。但此药对肝有一定的毒性反应,如谷丙转氨酶有升高等,并可刺激结肠引起腹泻。

目前溶石治疗的药物主要是鹅去氧胆酸和其衍生物熊去氧胆酸。治疗适应证:①胆囊结石直径在2cm以下;②胆囊结石为含钙少的X线能透过的结石;③胆囊管通畅,即口服胆囊造影片上能显示有功能的胆囊;④病人的肝功能正常;⑤无明显的慢性腹泻史。治疗剂量为每日15mg/g,疗程为6~24个月。溶解结石的有效率一般为30%~70%。治疗期间每半年做B超或口服胆囊造影1次,以了解结石的溶解情况。由于此种溶石治疗的药物价值昂贵,且有一定的副作用和毒性反应,又必须终身服药,如停药后3个月,胆汁中胆固醇又将重新变为过饱和状态,结石便将复发,据统计3年复发率可达25%,目前此种溶石治疗还有一定的限制。此外,一些新的药物,如Rowachol,甲硝唑也有一定的溶石作用。苯巴比妥与鹅去氧胆酸联合应用常能增加溶石效果。1985年更有人报道应用经皮肝穿刺胆囊插管注入辛酸甘油单脂或甲基叔丁醚,直接在胆囊内溶石,取得一定的疗效。

2.接触溶石

经PTC注入辛酸甘油单酯等药物溶石。

3.体外冲击波震波碎石(ESWL)

1984年Lauerbwch首先采用体外冲击波治疗胆石症(简称ESWL)。常用的震波碎石机为EDAP LT-01型,该机由镶嵌在一个抛物面圆盘上的320枚压电晶体,同步发出震波,形成宽4mm、长75mm的聚集区,声压为$9\times107PZ$。一般采用1.25~2.5/s的冲击频率,100%的治疗功率,历时60~75min,胆囊内结石便可粉碎。此外,还采用B型超声实时成像,对结石定位,并监控碎石的过程。

用震波碎石方法治疗胆囊结石的主要适应证为胆囊内胆固醇结石,口服胆囊造影显示为阴性结石,结石直径在12~15mm者不超过3枚,直径在15~20mm者仅1枚,并要求有一个正常的胆囊收缩功能。上海医科大学附属中山医院自1988年1月起已应用EDAP-LT-01型震波碎石机治疗687例胆囊结石病例,结石粉碎率为98%。震波治疗后1、2、3、4和6个月胆囊结石的消失率分别为27%、33%、40%、45%和50%。治疗后的副作用轻微,如右上腹隐痛不适(45%)、胆绞痛(16%)和乏力等,未发现肝、胆、胰和胃肠道等脏器损害的并发症。

为提高结石粉碎后的消失率,在震波前后服用熊去氧胆酸(UDCA)8mg/(kg·d),以达到碎石和溶石的协同作用。结石消失后为巩固疗效,可继续服用半年。此法安全有效,仍有约11.2%结石复发率,治疗费用昂贵,治疗适应范围严格,均属不足之处。

4.体内接触碎石

经胆道镜置入液电碎石机、激光等能源接触碎石。

5.经内镜微创手术取石碎石

6.中医药溶石碎石促排石

(二)胆结石的手术疗法

(1)传统开腹手术切除胆囊取石。

(2)开腹探查胆管取石。

（3）腹腔镜微小切口切除胆囊。

（4）腹腔镜联合胆道镜探查胆管取石。

第二节　慢性胆囊炎

慢性胆囊炎是指胆囊慢性炎症性病变,呈慢性迁延性经过,临床上有反复发作特点。病因多与胆结石有关,但目前临床上非结石性慢性胆囊炎亦相当多见。大多以慢性起病,也可由急性胆囊炎反复发作迁延而来。

【病因】

除结石并发急性胆囊炎反复迁延来外,非结石胆囊炎可能与下列因素有关。

1.感染

细菌可来自肠道、胆管上行至胆囊,亦可由血液或淋巴途径到达胆囊。有时慢性胆囊炎亦可由病毒感染引起,15%胆囊炎患者过去有肝炎史,其他如蛔虫、梨形鞭毛虫感染。

2.运动障碍

迷走神经切断术后,胆囊的动力和张力发生异常,排空时间延长,胆囊增大,渐渐出现胆囊壁纤维化,伴慢性炎性细胞浸润。

3.代谢因素

某种原因致胆汁酸代谢改变时、胆盐长期化学性刺激、胰液反流亦可引起化学性慢性胆囊炎症。

4.血管因素

胆囊壁血管病变可导致胆囊黏膜损害。胆囊浓缩功能和弹力减退,可致胆囊壁纤维化。

【病理】

胆囊炎症时,常致囊壁充血、水肿、纤维增生和钙化,并与周围组织粘连。由于瘢痕组织收缩,囊腔变小甚至完全闭合,即胆囊纤维化。如胆囊管被胆石嵌顿、胆汁潴留、浓缩成胶状小块形成胆泥。亦有胆囊黏膜仍不断分泌白色黏液,胆囊可膨胀、囊壁变薄、囊腔内充满稀胆汁,继发感染后可致胆囊积脓。如胆石长期刺激、压迫囊壁,可致囊壁溃疡或慢性穿孔。

【诊断】

1.临床表现

主要表现为反复发作右上腹或中上腹疼痛,可向右肩或左肩放射。平日不耐受脂肪饮食,饭后常上腹饱胀不适、嗳气,常有低热及倦怠。如结石嵌顿则可产生绞痛,同时可伴有恶心、呕吐及发热。体征有右上腹压痛,偶有 Murphy 征阳性。如有胆囊增大,局部可扪及囊性包块。25%患者可出现黄疸。

2.实验室检查

发作时白细胞总数及中性粒细胞均增高。血清胆红素与总胆固醇可稍增加。十二指肠液引流检查可发现"B"胆汁混浊,有大量被胆汁染色的黏液和絮状物,显微镜下高倍视野白细胞>30 个,甚至满视野,也可见到许多脱落的柱状上皮细胞,有时可找到梨形鞭毛虫及蛔虫卵。

胆汁细菌培养可有细菌生长。

3.影像学检查

(1)X线检查:胆囊造影可发现结石及胆囊缩小、变形,收缩与排泄功能差。

(2)B超:了解胆囊大小、有无结石,在慢性胆囊炎时除合并结石外,胆囊壁肥厚可能是唯一的征象。

(3)CT:与B超作用相似。

4.鉴别诊断

(1)非胆囊疾病的胆囊壁增厚:正常胆囊壁B超检查应<3mm,若>3.5mm往往怀疑为胆囊疾病,但低清蛋白血症和门静脉高压症也常有胆囊壁增厚。如血浆清蛋白<35g/L,胆囊壁因水肿可变厚;门静脉高压时因胆囊血液、淋巴液回流障碍及腹水等原因,胆囊壁可明显增厚。此时不宜切除胆囊,否则会加速肝硬化进展。

(2)胆囊息肉样病变:1/2胆囊息肉伴有胆囊炎症、1/4可伴有结石,息肉脱落阻塞亦可有绞痛样发作。B超或口服胆囊造影检查对胆囊壁隆起或息肉样病变很有帮助。如发现胆囊息肉症状较重,或息肉直径>10mm及基底较宽,可手术切除。

【治疗】

1.内科治疗

治疗原则为抗炎、利胆、低脂饮食。有腹痛、消化不良等症状应予对症处理。

2.药物治疗

(1)抗菌治疗:有发热、胆汁细菌培养阳性者应给予抗生素。

(2)利胆剂:合并结石可服用胆石通4~6片,每日3次,熊去氧胆酸(UDCA)50~100mg,每日3次。

3.手术治疗

慢性胆囊炎一般不需手术治疗,但如合并较大结石或多发结石、胆囊功能已丧失者,可手术治疗。

【预后】

慢性胆囊炎通过治疗预后良好。

第三节　急性胆囊炎

一、病因

胆囊系一盲囊,通过弯曲、细长的胆囊管与胆管相通。急性胆囊炎的主要原因是由于各种因素造成胆囊管梗阻、胆汁滞留和随之而来的细菌感染或化学性胆囊炎。少数病例未见有明显的胆囊内胆汁滞留现象,细菌感染似为引起急性胆囊炎的唯一原因。

1.胆汁滞留

这是引起急性胆囊炎的一个前驱的、基本的因素,其原因大致可分为两类。

(1)机械性梗阻:一般认为急性胆囊炎患者90%以上有结石嵌顿于胆囊颈或胆囊管,导致胆汁滞留;有作者认为,即使手术或尸检时胆囊内无结石发现,也不能证明在病变早期无结石存在,而可能结石已被排至胆总管。除结石外,胆囊管与胆总管连接部亦可因角度较小,胆囊管本身过于曲折、畸形,或异常血管、周围炎症粘连、蛔虫钻入以及肿大淋巴结压迫等造成梗阻和胆汁滞留。

（2）功能性障碍:研究证实,胆道肌肉、神经功能紊乱,胆囊的正常排空活动受阻,可造成一时性的胆汁滞留。当腹内脏器有病变时,如胃、十二指肠溃疡、慢性阑尾炎或肾周围炎等,内脏神经受到病理性刺激冲动传至大脑皮质,引起皮质的功能紊乱,从而反射性地导致胆囊管括约肌和十二指肠乳头括约肌功能紊乱而造成痉挛,致使整个胆道系统胆汁滞留。胆囊内长期胆汁滞留和浓缩,可刺激胆囊黏膜,引起炎性病变,加上细菌感染,即可形成急性胆囊炎。

2.细菌感染

引起急性胆囊炎的细菌大约70％为大肠埃希菌,其他的有克雷白杆菌、梭状芽孢杆菌、葡萄球菌、伤寒杆菌、副伤寒杆菌、链球菌,还有肺炎球菌等。约50％急性胆囊炎病人胆汁细菌培养阳性。细菌入侵的路径一般多经胆汁或淋巴管,有时也可以经肠道逆行入胆道或血源性播散。总之,细菌到达胆囊的路径很多。

3.其他原因

临床上有少数病例既无胆汁滞留亦无细菌感染而为其他的原因。主要见于创伤和胰液反流。创伤包括外科手术、灼伤等可导致急性胆囊炎。在创伤时,由于疼痛、发热、脱水、情绪紧张等可使胆汁黏稠度增加,排空减慢。此外,当胰、胆管共通管梗阻时,反流胰液中的胰蛋白酶被胆汁激活,与胆汁酸结合,也可激活磷酸脂酶,使卵磷脂转为溶血卵磷脂,这两者作用于胆囊壁,产生损害。

二、发病机制

当胆囊管或胆囊颈因结石突然嵌顿或其他原因而梗阻时,由于胆囊是盲囊,引起胆汁滞留或浓缩,浓缩的胆盐刺激和损伤胆囊引起急性化学性胆囊炎;同时,胆汁滞留和（或）结石嵌顿可使磷脂酶A从损伤胆囊的黏膜上皮释放出来,使胆汁中的卵磷脂水解成溶血卵磷脂,从而改变细胞的生物膜结构而导致急性胆囊炎。另外,在炎症的胆囊壁内含有高浓度的前列腺素,认为这也是引起急性胆囊炎的一种介质。如果胆囊管梗阻不及时松解,那么胆囊腔内压力不断增高,胆囊壁因血液和淋巴回流受阻而充血水肿引起缺血,缺血的胆囊壁容易继发细菌感染,从而加重急性胆囊炎的进程,终致并发胆囊坏疽或穿孔;对于老年,患有糖尿病和动脉硬化的患者更容易发生胆囊的缺血坏死。胆囊缺血、炎症加重、胆囊底部坏疽,临床上多见于发病的第2周,若不及时治疗,则很快会并发穿孔与腹膜炎。如单纯胆囊管梗阻而无胆囊壁的血供障碍和细菌感染,则发展为胆囊积液。

三、病理

根据炎症的轻重和病程长短,急性胆囊炎的病理表现可有很大的差别。

1.单纯性胆囊炎

属于最轻的一型。其特征是胆囊轻度增大、囊壁充血、黏膜水肿,囊壁稍增厚;肉眼观察胆汁较黏稠,略显浑浊或无明显异常,镜下可见白细胞浸润,黏膜上皮脱落,但细菌培养常为阴性。

2.化脓性胆囊炎

胆囊因胆囊管阻塞明显增大,呈蓝绿色或灰红色,囊壁充血肥厚极为显著,浆膜层血管扩张;胆囊表面常有脓性纤维素性沉淀,黏膜上可形成溃疡,整个胆囊内充满脓液。胆囊壁的炎性渗出可致与毗邻腹膜粘连和淋巴结肿大。此时,胆汁的细菌培养多为阳性。镜下可见大量单核细胞浸润,胆红素钙沉淀,胆固醇结晶。

3.坏疽性胆囊炎

病情严重时,有时胆囊胀大过甚,囊壁血供受阻,引起囊壁的缺血坏疽;胆囊内的结石可嵌顿在胆囊颈部,引起囊壁的压迫坏死。上述变化最终均可致胆囊穿孔,甚至胆囊与十二指肠之间形成内瘘。镜下除可有炎细胞浸润、囊壁水肿、渗血外,还可见到局限性或广泛性坏死、缺血、甚至穿孔;有时可见小动脉粥样硬化伴管腔狭窄。

四、临床表现

(1)突发性右上腹持续性绞痛,向右肩胛下区放射,伴有恶心、呕吐。

(2)发冷、发热、食欲缺乏、腹胀。

(3)10%病人可有轻度黄疸。

(4)过去曾有类似病史,脂餐饮食易诱发。胆囊结石引起者,夜间发病为一特点。

(5)右上腹肌紧张,压痛或反跳痛,墨菲(Murphy)征阳性。30%～50%病人可触及肿大胆囊有压痛。

五、诊断

对有右上腹突发性疼痛,并向右肩背部放射,伴有发热、恶心、呕吐,体检右上腹压痛和肌卫,墨菲征阳性,白细胞计数增高,B超示胆囊壁水肿,即可确诊为本病。如以往有胆绞痛病史,则诊断更可肯定。需要指出的是,15%～20%的病例其临床表现较轻,或症状发生后随即有所缓解,但实际病情仍在进展时,可增加诊断上的困难。十二指肠引流试验对急性胆囊炎的诊断帮助不大,反而会促使胆囊收缩而加重腹痛,引起胆石嵌顿。故在病程急性期,十二指肠引流应视为禁忌。

(一)实验室检查

1.白细胞总数及中性粒细胞

约80%患者白细胞计数增高,平均在$(10～15)×10^9/L$。其升高的程度和病变严重程度及有无并发症有关。若白细胞总数在$20×10^9/L$以上时,应考虑有胆囊坏死或穿孔存在。

2.血清总胆红素

临床上约10%病人有黄疸,但血清总胆红素增高者约25%。单纯急性胆囊炎病人血清总胆红素一般不超过34mol/L,若超过$85.5\mu mol/L$时应考虑有胆总管结石并存;当合并有急性胰腺炎时,血、尿淀粉酶含量亦增高。

3.血清转氨酶

40%左右的病人血清转氨酶不正常,但多数在400U以下,很少高达急性肝炎时所增高的水平。

(二)影像学检

1.B型超声

B超是急性胆囊炎快速简便的非创伤检查手段,主要声像图特征为:①胆囊的长径和宽径可正常或稍大,由于张力增高常呈椭圆形。②胆囊壁增厚,轮廓模糊;有时多数呈双环状,其厚度>3mm。③胆囊内容物透声性降低,出现雾状散在的回声光点。④胆囊下缘的增强效应减弱或消失。

2.X 线检查

近 20%的急性胆囊结石可以在 X 线平片中显影,化脓性胆囊炎或胆囊积液,也可显示出肿大的胆囊或炎性组织包块阴影。

3.CT 检查

B 超检查有时能替代 CT,但有并发症而不能确诊的病人必须行 CT 检查。CT 可显示增厚超过 3mm 胆囊壁。若胆囊结石嵌顿于胆囊管导致胆囊显著增大,胆囊浆膜下层周围组织和脂肪因继发性水肿而呈低密度环。胆囊穿孔可见胆囊窝部呈液平脓肿,如胆囊壁或胆囊内显有气泡,提示"气肿性胆囊炎",这种病人胆囊往往已坏疽,增强扫描时,炎性胆囊壁密度明显增强。

4.静脉胆道造影

对难诊断的急性胆囊炎,血清胆红素如果在 3mg%(51μmol/L)以内,肝功能无严重损害,可在入院后 24h 内做静脉胆道造影(病人不需要准备,用 30%胆影葡胺 20mL)。如果胆管及胆囊均显影,可以排除急性胆囊炎;仅胆囊延迟显影者,也可排除急性胆囊炎。胆管显影而胆囊经过 4h 后仍不显影,可诊断为急性胆囊炎。胆囊胆管均不显影者,其中大多是急性胆囊炎。目前由于超声显像已成为胆系疾病的首选检查方法,口服及静脉胆道造影已很少用。

5.放射性核素显像

静脉注射[131]I-玫瑰红或[99m]Tc-二甲基亚氨二醋酸(^{99m}Tc-HIDA)后进行肝及胆囊扫描,一般在注射后 90min 内胆囊如无放射性,提示胆囊管不通,大都是急性胆囊炎所致。本法安全可靠,阳性率较高,故有报道[99m]Tc-HIDA 闪烁可作为急性胆囊炎的首选检查法。

六、鉴别诊断

1.十二指肠溃疡穿孔

多数病人有溃疡病史。其腹痛程度较剧烈,呈连续的刀割样痛,有时可致患者于休克状态。腹壁强直显著,常呈"板样"、压痛、反跳痛明显;肠鸣音消失;腹部 X 线检查可发现膈下有游离气体。惟少数病例无典型溃疡病史,穿孔较小或慢性穿孔者病状不典型,可造成诊断上的困难。

2.急性胰腺炎

腹痛多位于上腹正中或偏左,体征不如急性胆囊炎明显,墨菲征阴性;血清淀粉酶升高幅度显著;B 超显示胰腺肿大,边界不清等而无急性胆囊炎征象;CT 检查对诊断急性胰腺炎较 B超更为可靠,因为 B 超常因腹部胀气而胰腺显示不清。

3.高位急性阑尾炎

转移性腹痛、腹壁压痛、腹肌强直均可局限于右上腹,易误诊为急性胆囊炎。但 B 超无急性胆囊炎征象及罗夫辛征阳性(按左下腹可引起阑尾部位的疼痛)有助于鉴别。此外,胆囊炎的反复发作史、疼痛的特点,对鉴别诊断也有参考价值。

4.急性肠梗阻

肠梗阻的绞痛多位于下腹部,常伴有肠鸣音亢进、"金属音"或气过水声,腹痛无放射性,腹肌亦不紧张。X线检查可见腹部有液平面。

5.右肾结石

发热少见,患者多伴有腰背痛,放射至会阴部,肾区有叩击痛,有肉眼血尿或显微镜下血尿。X线腹部平片可显示阳性结石。B超可见肾结石或伴肾盂扩张。

6.右侧大叶性肺炎和胸膜炎

患者也可有右上腹痛,压痛和肌卫而与急性胆囊炎相混,但该病早期多有高热、咳嗽、胸痛等症状,胸部检查肺呼吸音减低,可闻及啰音或胸膜摩擦音。X线胸片有助于诊断。

7.冠状动脉病变

心绞痛时疼痛常可涉及上腹正中或右上腹,若误诊为急性胆囊炎而行麻醉或手术,有时可立即导致患者死亡。因此,凡50岁以上患者有腹痛症状而同时有心动过速、心律失常或高血压者,必须做心电图检查,以资鉴别。

8.急性病毒性肝炎

急性重症黄疸型肝炎可有类似胆囊炎的右上腹痛和肌卫、发热、白细胞计数增高及黄疸。但肝炎患者常有食欲缺乏、疲乏无力、低热等前驱症状;体检常可发现肝区普遍触痛,白细胞一般不增加,肝功能明显异常,一般不难鉴别。

七、并发症

1.急性气肿性胆囊炎

这是一种特殊类型的胆囊炎,主要是厌氧菌群中以产气荚膜梭菌造成的感染,往往合并链球菌、大肠埃希菌等造成混合感染。细菌感染的主要原因是由于急性胆囊炎发展到一定程度,胆囊内积脓,胆囊壁缺血坏死,这不仅造成组织内氧分压降低,厌氧菌易于滋生,而且各种细菌不断产生气体,继而向胆囊周围扩散。近年来国内外学者认为胆囊内脓性胆汁刺激胆囊黏膜,释放溶菌体酶,造成胆囊黏膜进一步受损的炎症反应。同时磷酸酯酶A也可促进胆汁中的卵磷脂转化为溶血卵磷脂,促进黏膜溶血、出血。

病人的临床表现类似于急性重症胆管炎,有时病人可出现黄疸和黑粪。黄疸主要是由于肿大的胆囊或结石压迫胆管所致。病人多数出现明显的腹胀。如果合并胆囊穿孔,可出现胆汁性腹膜炎征象,严重时可引起多脏器功能障碍综合征。

急性气肿性胆囊炎在腹部X线片上,发病24～48h或以后,可见胆囊壁增厚并积气,随着病情的恶化,可扩散至胆囊周围组织。如果胆囊坏死穿孔,则可出现膈下游离气体与腹腔积液,在X线征象中应注意与胆囊肠道内瘘时胆囊积气相鉴别。B超检查可见胆囊壁与胆囊腔内积气和急性胆囊炎超声征象。由于该病的病死率较高,病变发展迅速,早期即可出现胆囊坏疽和穿孔,故应及早行胆囊切除术或胆囊造口术,并进行腹腔引流。

2.胆囊穿孔

急性胆囊炎穿孔可以有多种临床表现:①胆汁进入腹腔,引起胆汁性腹膜炎;②继发肝脓肿形成;③与周围组织粘连,最终形成胆囊周围脓肿;④与邻近组织器官形成内瘘,如胆囊胃瘘、胆囊十二指肠或结肠瘘等。在这其中以胆囊周围脓肿最为多见,其次为胆汁性腹膜炎。引起胆囊穿孔的病因较为复杂,主要原因为胆囊壁血循环障碍、胆囊坏疽,穿孔的发生时间受胆囊内压力上升的速度、胆囊壁厚度及纤维化程度、胆囊的可膨胀性、胆石的机械性压迫作用、胆囊与周围组织的粘连程度等多种因素影响。由于胆囊穿孔一旦发生，并发症较多，且具有一定的病死率，因此主张积极手术治疗。

3.胆囊内瘘

胆囊内瘘主要以胆囊炎、胆石症为主要临床表现出现，由于瘘的部位不同具有不同的临床表现。最多见的为胆囊胃肠道瘘，少数是胆囊与肾盂、膀胱、卵巢或子宫形成内瘘。临床上比较常见胆囊与胃、十二指肠、结肠及胆总管形成的内瘘。形成内瘘后其主要临床表现是反复发作的胆系感染及反流性急性胆囊炎。胆囊结石经十二指肠瘘口排出后，可发生十二指肠梗阻，若运行到小肠，可引起小肠下端的机械性梗阻，临床称之为胆结石性肠梗阻。而胆囊结肠瘘的病人常表现为脂肪泻、低钠血症、营养不良等。综合国内外文献，胆囊炎病人具有以下临床表现时应考虑胆囊内瘘的可能：①突然胆绞痛发作并有发热、寒战、黄疸出现，自行或经消炎处理后症状缓解。②长期腹泻，尤以进食油腻食物后为甚。③呃逆、呕吐胆汁。④胆道出血。⑤出现肠梗阻。

B超对胆石诊断率较高，但难以发现内瘘。CT检查在口服造影剂后扫描若见到胆囊呈现与肠道等密度的高密度影，则诊断成立。钡剂造影及X线腹部平片是诊断胆囊内瘘重要而又切实可行的临床手段，前者可直接诊断胆囊胃肠道瘘，后者可看到胆囊或胆管内有气体充盈，个别可见到肠道内的结石阴影，但应排除Oddi括约肌松弛、气肿性胆囊炎、胆管炎、胆肠吻合等因素。PTC对胆道的显示较为清楚，如发现造影剂以异常通道进入肠道，即可做出诊断。ERCP发现十二指肠内有异常开口，并有胆汁溢出即可诊断证实。

4.肝脓肿

多发生在紧邻胆囊床的肝V段，极少数为肝脏其他部位脓肿。发生原因可为急性化脓性胆囊炎胆囊外侵犯至肝组织，随胆囊炎的缓解肝脓肿出现并加重，亦可为急性胆囊炎穿孔侵入肝组织实质。病人有高热、寒战，肝CT检查可见肝V段出现低密度和液性暗区。

八、治疗

急性胆囊炎的治疗应针对不同原因区别对待，对于结石性急性胆囊炎一般主张手术治疗，但手术时机的选择目前尚存在争论。一般认为在非手术治疗下，60%～80%的结石性急性胆囊炎病人可以得到缓解，然后进行择期手术，择期手术的并发症及病死率远低于急性期手术。近来，几组前瞻性随机研究表明，急性胆囊炎早期胆囊切除术（在诊断时即进行手术）优于急性发作解除后的择期胆囊切除，优点是并发症发生率明显降低，住院天数减少，并不再有发做出现。而对于非结石性胆囊炎的病人，由于其情况多数较为复杂，并发症较多，应及早手术。因此对于急性胆囊炎病人手术时机的选择是非常重要的。

手术方法主要是胆囊切除术或胆囊造口术，如病情允许而又无禁忌证时，一般行胆囊切除术。但对高度危重病人，应在局部麻醉下行胆囊造口术，以达到减压、引流的目的。①胆囊切除术是最彻底的手术方式，在当前也是较安全的术式，总体手术病死率<1.0%，但急性期手术病死率要稍高一些。具体方法有顺行切除和逆行切除两种方法。顺行切除法较多使用，先在胆囊管和肝总管交汇处分离出胆囊管、胆囊动脉和肝总管。此时须注意胆囊动脉的解剖变异，查明其解剖关系。胆囊动脉一般自肝右动脉发出，在结扎胆囊动脉的过程须在靠近胆囊壁处理，以防误伤肝右动脉。应注意急性胆囊炎，特别是慢性胆囊炎急性发作者，因胆囊胀大，胆囊

颈部可与右肝管和右肝动脉紧贴,甚至粘连。解剖至此时,应仔细分辨,避免损伤右肝管和右肝动脉。如遇炎症严重和解剖关系不清时,则可先寻到胆总管,剖开探查后置导管入肝总管,帮助识别胆囊管。更简单地可采用逆行法分离胆囊,先从胆囊底部开始分离,自肝面剥下胆囊,最后再处理胆囊管和胆囊动脉。胆囊管的残端一般留 3～4mm,既可防止滑脱结扎缝线,又可防止术后形成盲袋口。在解剖胆囊中遇大出血时,切勿在血泊中盲目钳夹,以致误伤胆总管、门静脉等重要组织。此时可先用左手示指伸入网膜孔,与拇指一起捏住肝十二指肠韧带中的肝固有动脉,使出血停止,再清理手术野查明出血点所在,予以彻底止血从肝床上剥离胆囊时,须仔细钳夹并结扎直接进入肝床的小血管支,并在胆囊窝放置引流,防止积血和感染。②胆囊造口术适用于少数病情危重,不能耐受较复杂手术的病人。这类病人胆囊局部炎症较重、渗血多、解剖界限不清,若勉强施行较复杂的胆囊切除术,反而可出现并发症或误伤肝门部的重要结构,增加手术死亡率。胆囊造口的目的是采用简单方法引流感染病灶,防止其坏死穿孔,至于根治清除病灶,则留待择期处理。手术多采用距胆囊底最近的切口(有条件时经 B 超定位),如右肋缘下切口。在胆囊底部做双重荷包缝合线后于中心处抽吸减压,剪开小口探查胆囊尽量取净结石,再插入 F18～22 的蕈状导管,收紧并结扎双重荷包缝线。然后使用温盐水冲洗胆囊,并观察有无漏液,有可能时将胆囊底固定于腹壁上,胆囊旁放置引流管。

如病人不能耐受手术,可行 B 超引导下胆囊穿刺置管引流术,在一定程度上可缓解病情。条件允许时也可行腹腔镜胆囊切除术。

九、预后

急性胆囊炎经内科治疗,80%～90%可以消退治愈,另 10%～20%患者因病情加剧而行手术治疗。值得指出的是,所谓"痊愈"的病人以后有可能反复发作,或引致胆石症或胆总管炎等并发症,而终需外科治疗。急性胆囊炎总病死率为 5%。手术治疗预后较佳,70%～80%的患者可获痊愈。其预后主要取决于病人的年龄、有无并发症,病情的早晚、术前准备充分与否,以及手术的方式。

第九章　胰腺疾病

第一节　急性胰腺炎

急性胰腺炎是一种常见病,过多的酒精摄入及胆石症是其常见病因。根据典型的症状结合血淀粉酶升高常可确诊。影像学检查有助于除外其他急腹症,确定诊断、发现病因、分级、评估并发症。绝大部分急性胰腺炎患者病情较轻,病程为自限性;有些可进展为重型胰腺炎甚至出现脏器功能衰竭。胰腺周围液体积聚、假性囊肿、胰管破损或胰腺坏死是腹腔感染的高危因素。经临床验证过的评估系统有助于评价病情,从而指导治疗。胰腺炎的治疗包括液体支持治疗、止痛、控制性早期进食。如果没有感染的明确证据,不推荐预防性应用抗生素。胰腺假性囊肿、胰腺坏死如果影响患者康复则应该评价是否进一步干预。在适宜的临床病例可以开展内镜、ERCP、超声内镜或十二指肠乳头切开等治疗措施。最后,重症胰腺炎的成功救治依赖于多学科的分工协作。

【病因】

胰蛋白酶原保持不活化状态是胰腺维持正常生理功能的关键。任何原因导致酶原不适时地提前激活就是发生急性胰腺炎的始动因素。胆石症、过度酒精摄入是急性胰腺炎最常见诱因。据统计:英国胆囊结石性胰腺炎占病因的50%,乙醇性占20%～25%;美国胆石性胰腺炎占45%,酒精性占35%。胰管开口一过性阻塞导致胰腺外分泌障碍是胆石症诱发胰腺炎的发病机制。乙醇诱发胰腺炎的机制尚不明确,大部分学说认为乙醇的毒性作用导致胰腺实质及神经血管的损伤。

其他病因包括:①胆汁、十二指肠液反流;②十二指肠溃疡、乳头周围憩室;③高血脂症;④创伤性胰腺炎(如ERCP术后胰腺炎、腹部外伤);⑤其他:高钙血症、腮腺炎、脓毒症、某些药物如硫唑嘌呤、妊娠等。

20%的胰腺炎患者根据既往史、体格检查、实验室检查及影像检查均未能发现病因则诊断为特发性胰腺炎。近期研究表明75%的特发性胰腺炎缘于胆道,胆囊微结石或胆泥可导致胆道或胰管的梗阻,进而诱发胰腺炎。曾行胆囊切除术者患急性胰腺炎的常见原因为Oddi括约肌功能失调。自身免疫状态失衡是胰腺炎的又一病因,常可导致慢性胰腺炎、急性胰腺炎反复发作或胰腺癌样表现。典型的自身免疫性胰腺炎(AIP)血浆丙种球蛋白亚型4(IgG_4)明显升高,CT影像学特点为:胰腺实质肿胀、胰管狭窄。细针穿刺病理学表现为淋巴细胞、浆细胞浸润及纤维化。

【诊断】

(一)症状与体征

急性胰腺炎(AP)症状可表现为突发腹痛、腹胀,伴有恶心、呕吐、发热或黄疸。重症胰腺炎可有休克表现:口渴、烦躁、尿少及脏器功能障碍等。

AP 病人体格检查可发现皮肤、巩膜黄染;左侧呼吸音减低。轻型病人上腹正中或偏左压痛,无腹膜炎体征。重症患者腹部明显膨隆、压痛明显、肌紧张、反跳痛;可有休克早期表现:心率加快,肠鸣音减弱。严重者出现 Grey-Turner 征、Cullen 征。

(二)化验检查

1.血淀粉酶及脂肪酶

胰腺酶学异常是诊断急性胰腺炎的主要指标之一。血淀粉酶于发病后 2h 开始升高,24h达峰值;尿淀粉酶于发病后 24h 开始升高。血淀粉酶超过 500U/mL 有诊断意义(Somogyi法)。血脂肪酶>250U/L 同时血淀粉酶>160U/L 诊断胰腺炎的敏感性为 94%。血清总淀粉酶、胰型淀粉酶、脂肪酶的敏感性分别为 83%、94%、92%;特异性分别为 88%、93%、96%。淀粉酶和(或)脂肪酶升高的程度与急性胰腺炎的轻重并不直接相关。往往不必同时检测血清淀粉酶和脂肪酶。血清脂肪酶检测应为首选,因为在可能导致淀粉酶升高的非胰腺疾病,如巨淀粉酶血症、腮腺炎和某些肿瘤,血清脂肪酶仍保持正常。血清脂肪酶诊断急性胰腺炎的敏感性和特异性一般优于淀粉酶。确诊急性胰腺炎之后仍每日监测血清淀粉酶或脂肪酶对评估疾病进程或预后的价值有限。如果血清淀粉酶和(或)脂肪酶升高持续数周,提示胰腺或胰周炎症仍然持续、胰管阻塞或假性囊肿形成等可能。

胰蛋白酶原有助于准确诊断急腹症。胰腺炎症时,胰蛋白酶原可被激活为胰蛋白酶。胰蛋白酶原有两种同工酶(胰蛋白酶原-1 和胰蛋白酶原-2)存在于胰液,外周血含量很少。正常情况下胰蛋白酶原-1 浓度可升高,然而胰蛋白酶原-2 浓度仅在急性胰腺炎患者升高。尿胰蛋白酶原 2 诊断急性胰腺炎敏感性为 94%、特异性为 95%,均优于血淀粉酶。ERCP 术后创伤性胰腺炎病人的胰蛋白酶原-2 于 1h 开始升高,6h 达到高峰,比淀粉酶更敏感。应用胰蛋白酶进行胰腺炎普查的临床试验正在进行。此外,有学者正在研究另一种标记物-尿胰蛋白酶原激活肽(ATP),但是结果表明 ATP 多与 AP 的严重程度有关,因此诊断意义有限。

2.血钙

血钙下降发生在起病后 48～72h,如低于 2.0mmol/L,提示病情严重。

3.血糖

若在长期禁食情况下,血糖仍超过 11.0mmol/L,提示胰腺广泛坏死,内分泌功能障碍,预后不良。

4.血气分析

一方面反映电解质水平,另一方面反映呼吸功能,是诊断急性肺损伤的主要指标。

5.血清标记物

血清标记物虽不是诊断急性胰腺炎的独立指标,但可作为判断胰腺坏死和疾病严重程度的辅助性指标。主要的血清标记物包括白细胞介素-6、白细胞介素-8、肿瘤坏死因子和 C 反应蛋白。以上各指标在病期不同时间出现,应根据病期选用并分析其意义。

(三)影像学检查

影像学检查的选择典型的临床症状结合血液酶学的改变基本可以确诊急性胰腺炎,影像学检查并不是诊断所必需的。超声、CT 及 MRI 可以发现急性胰腺炎的病因及除外其他原因的急腹症。超声检查诊断胆源性胰腺炎的敏感性为 67％,特异性为 100％。然而肠腔内气体会影响超声在探查胆总管下端(尤其是接近十二指肠乳头)结石时的敏感性。此外,超声的敏感性也与检查者的经验有关。

腹部增强 CT 是确诊急性胰腺炎的标准影像学检查手段,优于其他方法。然而 CT 检查会带来辐射、造影剂不良反应及过敏等问题,尤其是重患者不能搬动时无法进行此检查。

虽然 MRI 不是首选,但对于肾功能不全 CT 造影剂过敏者可以考虑此检查。MRCP 发现胆总管下端微小结石的敏感性高于超声,不仅为 ERCP 提供依据,而且可以了解胰管的损伤程度。此外肝内外胆管结石病可能诱发急性胰腺炎,也可以通过 MRCP 发现。CT 易于操作、费用低、对气体(是胰腺炎感染的特征性标志)比较敏感,因此除非患者有禁忌证或主要检查目的是诊断胆道结石,CT 应该作为影像学检查的首选。

近年来,超声内镜(EUS)诊断胰腺及胆道疾病的准确性高于腹部超声,在某些病例甚至超过 MRCP 及 ERCP。由于 EUS 能够探查小结石及 suldge,因此对于特发性胰腺炎可以开展此项检查。

1.超声

上腹部超声是诊断 AP 的首选检查方式,可见胰腺肿大,轮廓模糊,肠管扩张积气。胆源性胰腺炎可发现胆道结石。

2.CT

平扫可见腺体肿大,密度不均,边界模糊;胰腺实质内密度减低区,胰肾间隙、小网膜囊内积液。目前 CT 评分系统以 Balthazar 评分系统应用较为广泛,此评分系统包括胰腺和胰外的病变,定量较为准确。根据胰腺炎症分级和胰腺坏死范围的两方面所得积分评定三级严重度:Ⅰ级 0～3 分;Ⅱ级 4～6 分:Ⅲ级 7～10 分。临床研究表明急性胰腺炎病人的并发症发生率和病死率随着该评分系统的累计而明显增加。<2 分时无死亡,7～10 分的病死率为 17％,>7 分可考虑行手术治疗。A、B 级无并发症,C、D、E 级时脓肿发生率为 34.6％,D 级病死率为 8.3％,E 级病死率为 17.4％。

3.磁检查

磁共振成像(MRI)和 MRCP 诊断胰腺炎和判断病情轻重的价值正在评估之中。该技术在显示胰管解剖结构和检测胆总管结石方面优于 CT。

(四)诊断标准

急性胰腺炎的诊断:诊断急性胰腺炎一般需以下 3 条中的 2 条。①具有急性胰腺炎特征性腹痛;②血清淀粉酶和(或)脂肪酶≥正常值上限 3 倍;③急性胰腺炎特征性的 CT 表现。需要注意的是:允许淀粉酶和(或)脂肪酶小于正常值上限 3 倍而诊断急性胰腺炎的可能。如果患者具备急性胰腺炎特征性的腹痛,血清酶水平低于正常值上限 3 倍,必须行 CT 检查以确诊急性胰腺炎。此外,如果患者因急性或慢性疾病致严重神志不清而使腹痛无法评估,也应通过血淀粉酶和影像学特征进行诊断。

(五)急性胰腺炎严重程度的诊断标准

1.重型急性胰腺炎诊断标准 APACHEⅡ评分>8 分、Ranson 评分>3 分或 BalthazarCT 分级系统≥Ⅱ级可诊断为重症急性胰腺炎。

2.暴发性急性胰腺炎(FAP)诊断标准:凡在起病72h内经正规非手术治疗(包括充分液体复苏)仍出现脏器功能障碍的重症胰腺炎,可诊断为暴发性急性胰腺炎。

(六)并发症的诊断

1.局部并发症的诊断

(1)急性液体积聚:0～57%胰腺炎患者表现为胰周液体积聚。发病早期(4周内),影像学检查可发现胰周、胰腺内液体,无包膜,通常能吸收,少数感染形成脓肿。对于胰周液体积聚通常非手术治疗;如果液体增多、导致持续腹痛、感染或压迫邻近脏器则需进一步干预。

(2)胰腺及胰周组织坏死:20%胰腺炎患者发生胰腺实质坏死或胰周脂肪坏死,分为无菌性坏死和感染性坏死。如出现以下征象常提示感染性坏死:①脓毒症。②增强CT见坏死区域内"气泡征"。③细针穿刺得到细菌学证据。超过80%胰腺炎死亡与胰腺坏死有关。由于胰腺坏死是增加并发症及病死率的高危因素,因此诊断胰腺坏死感染与否对于重症胰腺炎后期的治疗方案及预后很重要。

(3)急性胰腺假性囊肿:是指胰腺炎发作后形成的由纤维组织或肉芽囊壁包裹的胰液积聚,胰管损伤引起胰腺假性囊肿形成,可导致顽固性腹水及胸腔积液。

(4)胰腺感染:包括坏死感染、胰腺脓肿及假性囊肿感染。致病菌为革兰染色阴性细菌,如大肠埃希菌、肠球菌及克雷白杆菌。近年来革兰染色阳性菌被发现与胰腺感染有关。15%胰腺坏死感染为真菌感染如白色念珠菌感染并可导致严重的全身并发症。预防性应用抗生素可导致真菌感染危险性增加。占多见于发病4周后,胰周包裹性脓液,基本不含胰腺组织区别于胰腺坏死组织感染。有时区分胰腺无菌性坏死还是感染性坏死比较困难,需要超声或CT引导穿刺寻找病原学证据。

2.脏器功能不全的诊断

早期的脏器功能衰竭导致菌群移位,表现为脓毒症及脓毒症休克。坏死感染是胰腺炎早期出现脏器功能衰竭(2周内)的主要原因。大部分研究显示感染(细菌性、真菌性及胰腺脓肿)占致死原因的80%,仍然是导致胰腺炎死亡的主要原因。

(1)急性呼吸窘迫综合征(ARDS):SAP病人出现下述4项或①、②及④项,即可确诊SAP并发ARDS。①呼吸系统症状,R>28/min和(或)呼吸窘迫。②血气分析异常、低氧血症,在海平面呼吸新鲜空气时氧分压(PaO_2)<8kPa(60mmHg,1mmHg=0.1133kPa),氧合指数(PaO_2/FiO_2)<200。③肺部X线征象:包括肺纹理增多,边缘模糊,斑片状阴影或大片状阴影等肺间质性或肺泡性病变。④排除慢性肺疾病和左心衰竭。实际上,当临床上有严重的呼吸困难及缺氧症状,X线胸片见到弥散模糊阴影时,疾病已属晚期,即使应用呼吸机等积极治疗措施,病死率也很高,因此要提高该病治疗效果即应早期诊断、尽早治疗。有学者曾提出"ARDS先兆"值得参考,即把R>35/min、吸氧流量6L/min时PaO_2<80mmHg,并可排除左心功能不全引起者,诊断为"ARDS先兆",提示ARDS、MODS的前奏,提醒临床医师尽早采取有效治疗措施。

(2)急性肾衰竭:又被称为胰性肾病。胰腺炎并发急性肾损伤(AKI)发病率高达60%～78%,病死率高达60%～100%。常继发于ARDS,多见于病程3d内及14d以后。

(3)腹腔间隔室综合征(ACS):2007年世界腹腔间隔室综合征协会(WSACS)达成共识,

定义危重症患者的正常腹内压波动在 5~7mmHg。病理性腹腔内压力是一个包含从腹腔内压力轻度升高(无显著临床并发症)到伴有重要脏器严重损伤的持续性腹腔内压力升高的连续范畴。尽管采用腹腔内压力单个指标来定义腹腔内高压受到质疑,但腹腔内压力升高至 10~15mmHg 时便可出现肾、心和胃肠道功能损伤。基于新近多中心研究,新的指南把出现持续或反复的腹腔内压力病理性升高≥12mmHg 定为腹腔内高压的诊断指标。如持续腹腔内压力>20mmHg(伴或不伴腹腔灌注<60mmHg),并伴有新的器官功能不全或衰竭则定义为 ACS。

测量方法分为直接法与间接法。后者通过测定内脏压力来间接反映腹腔内压力,相对无创、安全和易行,且与直接测压具有良好相关性,包括膀胱测压法、胃内测压法和下腔静脉压测定等。其中,膀胱测压法因简便价廉而最为常用。指南详细规定了膀胱测压法的操作标准:患者应仰卧和腹肌松弛。排空膀胱内尿液后注入 25mL 无菌生理盐水,以腋中线为"0"点,在呼气末测定和以 mmHg 为单位。

指南把 ACS 分为原发性、继发性和复发性三类。①原发性 ACS:过去称为外科性、手术后或腹腔性 ACS。以腹腔内病因导致的、相当短时间内发生的急性或亚急性腹腔内高压为特征,多发于腹部严重创伤和腹部术后,如腹主动脉瘤破裂、腹腔积血、急性腹膜炎、继发性腹膜炎、腹膜后出血和肝移植等。②继发性 ACS:过去称为药物性或腹腔外 ACS。以腹腔外病因导致的亚急性或慢性腹腔内高压为特征,多见于药物治疗或烧伤患者,包括脓毒血症、毛细血管渗漏、大面积烧伤或其他需液体复苏的患者。③复发性 ACS:过去称为第三期 ACS。可发生于腹腔开放之时,也可见于关腹术后新出现的 ACS,多为急性腹腔内高压和意味二次打击,患者病情险恶,预后极差。

【分期】

（一）炎症反应期

10%~20%急性胰腺炎患者于发病后 2 周内会出现全身炎症反应。在此期间可出现休克、ARDS、ARF、胰性脑病,是胰腺炎病死率高发的第一阶段。

（二）全身感染期 发病后 2 周至 2 个月,以腹腔细菌性感染为主。

（三）残余感染期

发病后 2~3 个月,感染经久不愈,局限,可形成窦道。

经过治疗大多数轻型急性胰腺炎患者不经历三期直接恢复;大部分重症急性胰腺炎经历第一期而恢复;少部分重症急性胰腺炎及全部暴发性胰腺炎经历三期。大部分患者经治疗上述三期持续时间会不同程度地缩短。

【临床表现】

大部分急性胰腺炎患者病情较轻,病程为自限性。20%~25%患者为重型胰腺炎,有一定的器官功能衰竭甚至病死率。

入院时即应关注诸如高龄(>55 岁)、肥胖,器官衰竭、胸腔积液和(或)渗出等重症危险因子。具有上述特征的患者可能需由严密监护病区治疗,如重症监护病房(ICU)。入院时确定急性胰腺炎重症危险因子的重要性在于:有利于将最可能发生重症胰腺炎的患者转诊至重症监护病房(ICU),有利于医师对照治疗效果,有利于将符合重症条件的患者纳入随机前瞻性临床研究。大量报道显示高龄（通常≥55岁）患者预后更差。体重指数（BMI）是国际上衡量个体是否肥胖的标准之一。BMI=体重（kg）/身高（m）的平方。正常值为18.5～24.9kg/m²；>25kg/m²为超重；>30kg/m²为肥胖。肥胖患者（BMI>30kg/m²）具有更多的全身和局部并发症发生率，但病死率并不增加。几项研究指出，入院时已有器官衰竭的患者病死率高于无器官衰竭者。入院时器官衰竭由单一器官向多系统器官衰竭进展是高病死率的主要决定因素。如果器官衰竭于48h内被纠正，则病死率接近0；持续时间超过48h，则病死率达36%。几篇报道指出经X线确认入院24h内出现胸腔积液与重症相关，意味着胰腺坏死、器官衰竭或高病死率。此外，入院24h内X线胸片显示渗出者与高病死率相关。几项研究提示性别与预后无关。此外，病因也与预后无关。但一份报道显示首次发作的乙醇性胰腺炎器官插管率和胰腺坏死发生率高。三篇报道显示几乎所有的急性胰腺炎患者死于头两次发作，少数患者死于第3次发病。此结论尚需进一步将患者按发病次数分组研究确认。

APACHE-Ⅱ评分和血细胞比容有助于区别轻度与重症急性胰腺炎；利于测算补液量；并可动态观察其变化评估病情的变化。大量的报道显示入院时和72h内高A-PACHE-Ⅱ评分与高病死率相关（A-PACHE-Ⅱ<8者病死率<4%，APACHE-Ⅱ>8者病死率为11%～18%）。但临床仅凭APACHE-Ⅱ评分区分患者病情轻重尚有不足。例如有1项研究显示，间质性胰腺炎和坏死性胰腺炎APACHE-Ⅱ评分没有明显的分界点。有3项研究显示，无菌性坏死与感染性坏死APACHE-Ⅱ评分无统计学差异。近期报道显示，就重症胰腺炎而言，第1个24h内APACHE-Ⅱ评分阳性预测值仅43%，阴性预测值86%。而48hRanson评分阳性预测值为48%，阴性预测值93%。通常，第1个48h内APACHE-Ⅱ评分增加提示重症胰腺炎；而APACHE-Ⅱ评分下降则高度提示轻症胰腺炎。Ranson标准长期以来一直用于急性胰腺炎严重度的评估，但其不足之处在于需长达48h才能做出完整的评估。通常，如Ranson标准<3分，病死率为0～3%；如≥3，病死率为11%～15%；如≥6，则病死率为40%。然而，近期的110项研究的深入再评估显示Ranson标准判断急性胰腺炎的严重度的价值非常有限。2项研究显示无菌性坏死和感染性坏死的Ranson评分无差异。

一些研究试图评价入院时即可行的一项或数项实验室检查与急性胰腺炎严重度的相关性。一项研究显示入院时血Cr>2mg/dl和血糖>250mg/dl与高病死率相关（分别为39%和16%）。另外两项研究显示，入院24h内血Cr>2mg/dl也与高病死率相关。另有研究显示入院时血糖>125mg/dl与延长住院日有关，但与器官衰竭、重症监护时间或病死率无关。附加肥胖评分能提高APACHEⅡ评分的准确性。BMI26～30则APACHE-Ⅱ评分增加1分，>30则APACHE-Ⅱ评分增加2分。一项报道显示，血液浓缩是坏死性胰腺炎的可靠预测指标，入院时血细胞比容≥44%及入院24h内血细胞比容不降是坏死性胰腺炎的最佳预测指标。另一研究显示，出现血液浓缩且24h内血细胞比容进一步升高者胰腺坏死风险极高，而24h内血细胞比容下降者41%未出现胰腺坏死。其他的研究未能确认入院或24h血液浓缩是重症胰腺炎的危险因子。然而，已公认的是入院时没有血液浓缩者发生坏死性胰腺炎的可能性极低。因此，入院或第1个24h无血液浓缩者高度提示良性临床过程。C反应蛋白（CRP）是一种急相反应物。发病后第1个72h内血浆水平高于150mg/L与坏死相关，其敏感性及特异性均>80%。因为CRP通常在入院后36～72h达峰值，故该指标不适合入院时评估病情严重度及动态评估。

　　CT 仍然是评价急性胰腺炎患者的首选影像学检查手段。增强 CT(尤其多排薄层增强CT)是最可靠的区别间质性和坏死性胰腺炎的方法。间质性胰腺炎特征性表现为微循环完整和腺体均匀强化。坏死性胰腺炎特征性表现为微循环受损,即胰腺失活区域不强化。尽管小的不强化区多提示胰腺内液体可能,大的不强化区是明确的微循环受损和胰腺坏死征象。如果存在明显的肾损害(通常指 Cr 高于 1.5mg/dl)或有造影剂过敏史,仅能行 CT 平扫。一部分动物试验的结果使我们担忧静脉造影剂可能加重急性胰腺炎病情。但很少研究能证实该结论。两项近期报道显示复查的增强 CT 扫描未见静脉造影剂导致胰腺坏死扩大。腹部 CT 扫描能识别的急性胰腺炎并发症包括胰腺积液、胃肠道和胆道并发症(如十二指肠或胃梗阻、横结肠炎、胆道梗阻),实质器官受累(如脾梗死),血管并发症如假性动脉瘤、脾静脉血栓形成及曲张、肝门静脉血栓形成以及胰源性腹水。

　　磁共振成像检查到目前为止尚未广泛应用于急性胰腺炎患者。近期研究显示 MRI 也具有一定的优势:与增强 CT 所需的碘相比,造影剂钆无肾毒性;无放射暴露的担忧;更有利于辨别液体与坏死;MRI 判定急性胰腺炎严重程度及其并发症的可靠性优于 CT。一项研究显示,胰泌素刺激后经 MRCP 检查能准确认定胆管结石存留和胰管渗漏。MRI 的不足之处在于急诊时的不可行性,不同中心的 MRI 质量差别,重症患者进行 MRI 检查时难于监护病情。

　　【治疗】

　　急性胰腺炎总体病死率约 5%;单一器官衰竭者为 3%(0~8%),多系统器官衰竭者为47%(28%~69%)。经过液体支持治疗、疼痛控制治疗及早期控制性规律进食后,大部分(80%)急性胰腺炎患者恢复良好。少部分重症胰腺炎尤其是暴发性胰腺炎预后仍然较差,病死率可超过 40%。如何降低这部分患者的病死率是我们亟待解决的问题。

　　当患者入院时我们即应关注诸如高龄(>55 岁)、肥胖(BMI>30)、器官衰竭、胸腔积液和(或)渗出等重症危险因子。具有上述特征的患者可能需要在重症监护病房(ICU)治疗。

　　(一)治疗主体

　　AP 的治疗主体可包括不同学科的医生如普通外科、肝胆外科、消化内科或急诊科等。如前所述大部分 AP 为自限性,恢复良好,因此对治疗团队的组成要求不高;但是 SAP 则有较高要求。

　　(二)治疗要求

　　经过规范的治疗,我们应该达到:①AP 总体病死率<10%;SAP 病死率<30%。②应该48h 内确诊。③应该明确大部分 AP(>80%)的病因。④48h 内完成严重度分级。⑤治疗 6~10d 后,患者仍出现脏器功能不全、脓毒症或病情恶化时,应该有能力复查增强 CT。⑥所有重症患者应在 ICU 监测治疗。⑦如果没有细菌学证据,抗生素治疗胰腺坏死感染不超过 14d。⑧对于胆源性胰腺炎,一期施行胆囊切除术。

　　(三)基本治疗措施

　　1.液体治疗

　　SAP 发病早期,胰腺组织出血坏死,释放大量炎性介质及细胞引子,使机体处于严重的全身炎症反应综合征(SIRS)状态。血管通透性增高,短期内体液失衡,大量液体进入"第三间腺",有效循环血容量锐减,容易导致休克、ARF、ARDS 等严重并发症。全身炎症反应期是 SAP 病人死亡的第 1 个高峰。液体复苏治疗可以有效地纠正循环血容量锐减导致的低灌注状态,减少脏器功能损害,减少 MODS 及休克等并发症的发生,是 SAP 早期治疗的重要环节。绝大部分 AP 患者就诊时都处于有效循环血容量不足的状态,应尽快积极液体复苏,争取 6h 内达到复苏目标。

　　然而早期液体复苏治疗的具体实施仍然是 SAP 治疗的难点之一。一般来说,正常人对液体的生理需要量为 35mL/kg×24h。既往文献建议,如果患者心脏功能允许,在急性胰腺炎发病后 48h 内,每小时输液量为 250～300mL/h;目前则很少规定输液量。笔者的治疗经验是:①液体复苏要及时充分。一旦确诊重症胰腺炎即应尽早给予液体复苏治疗。最初 6h 的复苏治疗最为关键,被称为"黄金 6h"。胶体能有效提高并稳定血浆渗透压,然而,如果输注过快或过量容易导致心功能不全或肾功能受损。我们的治疗经验是为患者开两组静脉通路分别走晶体和胶体液。前 6h 胶体液输注速度略快,以提高胶体渗透压,稳定有效循环血容量为先;6～24h 根据循环变化适当减少胶体输注速度和总量。②笔者体会应根据患者的心率、平均动脉压、尿量、尿比重、血细胞比容等评价 APACHE-Ⅱ评分中容量不足所贡献的分值比例,评价患者的循环情况并加以区分。对于血流动力学稳定病人和老年患者(其年龄所占的分值比例很大而心肺功能较差),过多的液体输注往往会增加循环负荷导致肺水肿或心功能不全,诱发或加重 ARDS。对于此类患者,除了保证一定比例的胶体液输注外,我们采取"量出为人"的方法,即常规监测每小时尿量,估算每小时出量,以此为标准限制每小时输注的液体量略高于估算的总出量并匀速输注。根据循环指标评价每小时的治疗效果和脏器功能并随时调整。此外监测中心静脉压(CVP)和肺毛细血管楔压(PCWP)有助于评价心脏负荷,找到液体不足与负荷过量的平衡点,指导液体复苏治疗。

　　2.营养支持治疗

　　(1)肠外营养(PN)与肠内营养(EN):轻度胰腺炎患者一般于住院 3～7d 可恢复进食,不需要营养支持。对于重症急性胰腺炎患者,通常于入院后 3～4d 进行评估,如果估计数周内不能经口进食则应尽早营养支持。

　　对于重症胰腺炎或合并复杂疾病的患者,营养支持至关重要。胰腺炎早期,为了达到胰腺休息的目的,临床医生常常应用全肠外营养(TPN)支持。然而,TPN 是感染的高危因素,同时会引起代谢失衡;肠内营养(EN)可以防止肠道黏膜的萎缩,增强抵御细菌侵袭的能力,进而可以通过降低感染发生率,避免外科干预,减少住院时间及降低住院费用,改善患者的预后。两项 META 分析显示与 PN 相比,早期(3～36h)EN 显著降低感染发生率和病死率。肠内营养临床应用的困难在于部分患者难以耐受鼻胃管或鼻腔肠管的长期机械刺激所致的不适。因此营养支持的途径必须因人而异,同时根据患者的反应和耐受性调整。目前认为 SAP 患者,如果疼痛症状持续时间长,有胰腺坏死,在能够经口进食之前采用肠内营养支持更合理。对于不耐受 EN 或规律治疗 2～4d 后仍液体不足的患者,应该以 PN 营养支持。

　　(2)肠内营养的途径:EN 营养支持的途径包括鼻腔肠管(NJ)和鼻胃管(NG)。一般通过 NJ 途径给予肠内营养。不使用 NG 途径的理由是食物进入胃或十二指肠时可能刺激胰腺分泌,结果可能导致腹痛加重或血清淀粉酶升高。但也有文献报道鼻胃管(NG)途径也是可以采取的。一项 49 例胰腺炎患者的随机对照研究表明 NJ 与 NG 效果相同,但后者更易于操作且花费更少。另一项研究比较了 16 例 NJ 和 15 例 NG 的效果及安全性同样认为 NG 优势更大。甚至更积极的做法是在 SAP 发病后 24～72h 就让患者经口半量营养进食,然而该研究病例数偏少,尚未有积极的结论。因此,目前选择哪种方法进行 EN 支持尚存争议。

如果患者疼痛缓解,食欲增加则提倡早期经口进食。通常最初为半流食,而后流食全量,最后过渡到低脂饮食。近期对 121 例急性胰腺炎的随机对照研究结果显示:胰腺炎恢复后低脂饮食与流食同样安全并且提供更充足的能量。

3.抗生素的应用

轻型胰腺炎多为自限性,因此不推荐使用抗生素;对于重症胰腺炎抗生素的应用仍存争议。预防性应用抗生素的理由是:胰腺或胰周坏死感染可导致病人病死率明显升高,预防性应用抗生素有可能预防坏死感染,从而降低病死率。此结论受到一项 Meta 分析的支持。近期一项随机对照研究显示:胰腺炎感染者 50% 发生在入院后 1 周内,菌血症是感染导致死亡的独立危险因素,肠道细菌是菌血症的主要细菌,真菌感染者病死率更高,因此主张早期预防性应用抗生素并持续 3～5d。此外,胰腺坏死的患者可出现白细胞升高、脓毒症表现。即使没有细菌学证据,临床医生在经验上仍倾向于使用抗生素。不主张应用抗生素的原因是:两项 Meta 分析结果显示重症胰腺炎预防性应用抗生素并不能减少坏死感染发生率及病死率。2007 年美国胰腺炎治疗指南推荐:如果血液及其他培养(包括 CT 引导细针穿刺培养)均阴性,无确认的感染源存在,则停止使用抗生素。胰腺坏死感染的首选治疗是清创引流术,微创治疗是发展趋势。亚胺培南、美罗培南或者喹诺酮与甲硝唑(灭滴灵)联合应用最易于穿透血胰屏障到达坏死感染灶,因此为首选抗生素。

4.胰腺休息治疗

禁食、胃肠减压,主要目的是减少对十二指肠黏膜分泌促胰酶素进而减少胰酶分泌。同时可以缓解恶心、呕吐及腹胀症状。生长抑素抑制胰腺分泌等。

5.镇痛

疼痛剧烈时考虑镇痛治疗。在严密观察病情下,可注射盐酸哌替啶(杜冷丁)。不推荐应用吗啡或胆碱能受体拮抗药,如阿托品、山莨菪碱(654-2)等,因前者会收缩壶腹乳头括约肌,后者则会诱发或加重肠麻痹。

(四)并发症的治疗

1.胆源性胰腺炎治疗方案

(1)无胆道梗阻或胆管炎:约 5% 有症状的胆囊结石患者会并发胆源性胰腺炎。30%～50% 未行确定性治疗的胆源性胰腺炎会再发。胆囊切除术可以解除绝大部分胆源性胰腺炎的诱发因素。因此,推荐待胰腺炎缓解后在一次住院期间实施胆囊切除手术以防出院后再发,已出院者 2～4 周内手术。大部分胆源性胰腺炎,如果不合并胆管炎则不建议 ERCP。

(2)胆道梗阻或胆管炎:胰腺炎合并持续胆道梗阻或急性胆管炎则应该 48h 内 ERCP 治疗。如病人血清胆红素及其他肝功能指标进行性升高,胆总管明显扩张,症状持续不缓解,则强烈提示结石所致胆总管梗阻,此时应即刻行 ERCP 诊治。如果影像学、术中胆道造影证实胆总管结石或梗阻性黄疸,则应该择期行 ERCP。多中心研究发现 ERCP 能够明显降低胆源性胰腺炎的病死率。对于不耐受手术、妊娠期胰腺炎或可疑胰管损伤者首选 ERCP 行胆管括约肌切开、鼻胆管引流术。顽固性特发性胰腺炎或胰腺畸形患者可以应用 ERCP 进行诊断、治疗。偶发性胰腺炎如果病因不明则可以采用内镜超声(EUS)或 MRCP 检查,通常不必行 ERCP 诊断,因为后者本身可能造成创伤。由于传统的开腹胆总管探查、T 管引流术可导致二次打击、增加感染机会。因此,笔者认为急诊手术实施胆道减压应慎重。

2.病情加重者的治疗方案

虽然大部分 SAP 病人经液体复苏、营养支持及对症治疗后病情恢复顺利,但仍有小部分患者对系统治疗反应较差,值得我们高度重视。为了寻找导致病情加重的原因,临床医生应该复查增强 CT 了解腹腔情况如积液、坏死、感染及其他并发症。超声、CT 或 EUS 引导下细针穿刺有助于获得坏死感染的直接证据。对于在短期内没有缓解的病人推荐应用抗生素及营养支持。

3.胰腺假性囊肿的治疗

胰腺假性囊肿如果导致明显的腹痛、消化道梗阻、体重减轻、梗阻性黄疸、胰漏或并发感染经非手术治疗无效者应采取手术治疗。需要注意的是胰腺假性囊肿形成后 4～6 周,囊壁成熟才可手术。按照假性囊肿的位置及是否与胰管相通,可采用内镜经十二指肠乳头置管胰管引流术、假性囊肿-胃、假性囊肿-十二指肠内引流术(通过胃镜或者手术)。

4.胰腺坏死的治疗

胰腺坏死的治疗难点在于明确是否存在感染。因为感染与否决定不同的治疗方案,可影响患者的预后。自发现胰腺坏死后 7～10d 应该常规复查增强 CT,进一步了解是否感染。如果胰腺坏死导致发热、白细胞升高、心率加快甚至脏器功能不全则需要经皮穿刺寻找感染证据,并预防性应用抗生素。如果坏死感染明确,则应用穿透血-胰屏障能力强的抗生素并施行外科手术干预。外科清创术是胰腺坏死感染治疗的金标准,可以通过传统的开腹手术或腹腔镜手术完成,以脓肿清除、引流手术为主。目前达成共识:急性胰腺炎外科手术创伤越小、手术时间越晚对病人恢复越有利。因此近来以经皮置管引流(PCD)为代表的微创技术逐渐兴起。PCD 的优势是创伤小,应用范围广(确定感染或可疑感染者都可应用),可以推迟或避免外科手术干预,进而改善患者预后。PCD 的主要问题是引流不彻底,不通畅.成功率低,出血。内镜技术(如 EUS 引导穿刺)也有一定价值,其优势是创伤小、恢复快,但技术难度大,并发症多,要求操作者经验丰富、技术熟练,因此临床上并未广泛开展。胰腺无菌性坏死经保守治疗通常能够治愈不需手术引流。

5.急性胰腺炎出血

急性胰腺炎导致出血是少见的严重并发症,多见于 SAP,发生率1.2%～14.4%,病死率高达 36%。分为早期出血(发病 1 周内)和晚期出血(发病超过 1 周)。静脉曲张、长期抗凝治疗、胰腺感染、假性囊肿、脓肿是胰腺炎出血的危险因素。胃肠道出血多为早期出血;术后腹腔出血多为晚期出血,后者危险性更高。消化内镜是检查治疗消化道出血如应激性溃疡、食管胃底静脉曲张破裂、消化性溃疡等的首选方法。增强 CT 是发现术后腹腔出血的首选检查。正确的手术时机,减少有创伤操作,准确定位引流,远离大血管,有助于减少出血。腹腔出血首选介入动脉栓塞(TAE)止血效果良好,如 TAE 失败则应果断开腹手术,胰腺部分切除是拯救生命的最后选择,危险性极大。

6.高血脂症的治疗

三酰甘油(TG)超过 11.3mmol/L,诱发的急性胰腺炎称为高脂性胰腺炎。高血脂症性胰腺炎可能主要与游离脂肪酸对胰腺腺泡、间质、毛细血管内皮细胞的损伤作用有关。其特征是血脂显著升高而血淀粉酶仅轻度升高或不升高,通常需要结合 CT 确诊。治疗重点在于补液、抗凝、控制血糖、降低血脂水平,避免脂肪乳剂摄入。由于高血脂症性胰腺炎常复发,我们应做好出院宣教,长期规律地控制血脂。

【诊疗风险的防范】

急性胰腺炎的诊断需要以下 3 条特征中的 2 条:①特征性腹痛;②血清淀粉酶和(或)脂肪酶≥正常值 3 倍;③影像学显示胰腺炎特征性表现。有些非胰腺疾病血淀粉酶也可升高,应结合影像学特点加以鉴别。血脂肪酶的敏感性、特异性比淀粉酶更高,因此优先选择。需要鉴别的疾病范围较广。应与胃十二指肠穿孔、急性胆囊炎、急性肠梗阻、肠系膜血管栓塞、急性心肌梗死等鉴别。上述疾病及病毒性肝炎、异位妊娠亦可表现为血尿淀粉酶升高,但通常不超过500U/L。因此,笔者认为当血尿淀粉酶轻度升高时不能轻易诊断此病,应结合影像学特点,以免漏诊。

AP 患者如果高龄、肥胖或器官功能不全则提示病情较重,随时可能恶化,最好直接在ICU 诊治。病情严重度的评估包括:APACHE-Ⅱ 评分、Ranson 评分、血细胞比容、CRP 等。急性胰腺炎出现脏器功能衰竭或胰腺坏死提示病情加重。

临床医生通过对急性胰腺炎病情评估,可以有效地预测 AP 的转归。恰当地向患者及家属交代病情,可以明显降低医疗风险。胰腺炎病情复杂多变,因此笔者的经验是根据患者病情发展的不同阶段采取不同的策略以期降低医疗风险。

全身炎症反应期治疗重点为脏器功能支持,有效的方法是液体复苏治疗,目的是维持血流动力学稳定、防治肺部并发症、避免急性肾损伤。可由肠外或肠内提供营养支持,EN 更具有优势。对于胆石性急性胰腺炎患者,24h 内应评估,如有梗阻,首选逆行胰胆管造影、十二指肠乳头切开及取石术。对于疑诊病例,可行 EUS 或 MRCP 以评估胆管结石。对于胆囊结石导致的胰腺炎推荐 2 周内行胆囊切除术。对于胰腺无菌性坏死,不推荐预防性使用抗生素。但如出现发热、白细胞升高和(或)器官衰竭,予以恰当的抗生素是合理的。怀疑胰腺坏死感染时推荐进行 CT 引导穿刺寻找病原学证据。渡过急性炎症反应期且坏死感染局限包裹时,如仍存在持续性腹痛、顽固性恶心或呕吐或全身中毒表现时,可经手术、内镜或放射方法清除坏死物。感染性坏死的首选治疗为坏死物清除引流术,目前提倡手术时间应尽可能晚,手术创伤应尽可能小。如果患者不耐受开腹清除术,可在具有相应技术力量的医疗中心开展微创手术、放射学治疗、内镜治疗等。

第二节　慢性胰腺炎

慢性胰腺炎是指胰腺实质持续性炎症,导致腺体广泛纤维化、腺泡和胰岛细胞萎缩,致使胰腺的内分泌、外分泌功能受损,且常有钙化及假性囊肿形成。典型症状为反复腹痛、消化不良、腹泻、消瘦等,晚期可出现胰腺囊肿、糖尿病或黄疸。因本病缺乏简便而特异的诊断方法,故诊断困难,常被误诊。

【病因】

与急性胰腺炎相似,国外以酒精中毒为主,国内以胆道疾病,尤其胆结石为主。其他少见者为营养不良、腹部外伤、高钙血症、代谢异常、自身免疫异常、血管病变、血色病、肝病、遗传性因素等。少数患者确无病因可寻,称特发性慢性胰腺炎。

【病理】

主要是胰实质的纤维化,伴胰腺细胞破坏,胰管及分支有不同程度的狭窄、扩张,发生钙化或结石时大部分沉着于胰管内,可使胰管阻塞、腺泡萎缩,最后导致整个胰实质破坏、纤维化及萎缩。

【诊断】

1.临床表现

(1)腹痛:为主要症状,呈反复发作,常间隔数月、数年发作一次,以后逐渐缩短,最后可呈持续性痛。多位于上腹,但也可偏左或偏右,常向背部放射,间隙期则上腹部常持续不适或隐痛。疼痛发作时患者常取特殊体位,取前倾坐位、弯腰或侧卧蜷腿,此时可缓解疼痛,但若平卧、进食后躺下时疼痛又可加剧,据此可与空腔脏器痉挛性腹痛鉴别。缓解期可因饮酒、饱餐或脂肪餐再次诱发腹痛。

(2)腹泻:为胰腺外分泌不足所致。轻者改变不明显,重者可致腹泻或腹胀,排便一日 3～4 次,特征为粪便量多、色淡、表面光泽、脂肪量增多,尤具恶臭。患者消瘦、水肿,有维生素 A、维生素 D、维生素 E、维生素 K 缺乏的表现。

(3)其他:较少见。当病变进展致胰岛严重破坏时,因胰岛素分泌减少可出现糖尿病表现;当有胰腺假性囊肿形成时,可于左上腹或脐上部触及囊性肿块,有时可伴压痛;胰腺囊肿有裂隙或炎症刺激腹膜时,可形成胰源性腹水;当胰腺囊肿压迫胆总管时可致黄疸。

2.实验室检查

(1)胰腺外分泌功能试验:

1)直接刺激试验:胰泌素刺激后胰液分泌量及碳酸氢钠浓度均下降。

2)间接刺激试验:可用 Lundh 试餐试验或 BT-PABA 试验,Lundh 试餐后十二指肠液中胰蛋白酶浓度＜61U/L;BT-PABA 试验时,可从尿中测得 PABA 排出率较正常为低。

(2)胰腺内分泌功能测定:

1)血清 CCK 测定:可较正常明显增高。

2)血浆胰多肽(PP)测定:血浆 PP 水平明显下降。

3)血浆胰岛素测定:空腹血浆胰岛素水平大多正常,口服葡萄糖或 D_{860}、静脉注射胰岛素后不上升者,示胰腺内胰岛素储备减少。

(3)吸收功能试验(参见肠道疾病吸收不良综合征):

1)粪便脂肪和肌纤维检查:患者因胰酶分泌不足、脂肪及肌肉消化不良,表现为粪便中中性脂肪增多、肌纤维及氮含量增多。

2)维生素 B_{12} 吸收试验:用 ^{60}Co 维生素 B_{12} 吸收试验示不正常时,若口服碳酸氢钠和胰酶片后被纠正,提示维生素 B_{12} 的吸收障碍与胰分泌不足有关。

(4)淀粉酶测定:慢性胰腺炎急性发作时,血尿淀粉酶和 Cam/Ccr 比率可一过性增高,且血清型淀粉酶同工酶(Pam)下降。若出现腹水,则腹水中淀粉酶明显升高。

3.影像学检查

(1)腹部平片:可在胰腺部位发现钙化点。

(2)钡餐检查:并发较大的胰腺假性囊肿时.可发现胃或十二指肠受压、变形等。

(3)胆系造影:可显示胆囊和胆管,以便了解胆系有无病变,给慢性胰腺炎的诊断提供佐证。

(4)逆行性胰胆管造影(ERCP):可发现胰管有无变形、扭曲、狭窄或扩张、结石及囊肿等。

(5)超声内镜:超声内镜下可见主胰管有不同程度的扩张或狭窄,或出现胰管结石,或出现胰腺实质不均匀、边缘不规整等。

(6)B超:可发现有无囊肿、钙化等。

(7)CT:可显示胰腺边缘不清、体积增大或缩小、密度降低、钙化影及假性囊肿等。

4.组织病理学检查

可通过超声或 CT 引导或手术探查用细针穿刺吸取活组织,进行病理切片检查。

5.诊断依据

经检查具备下列条件之一者,即可诊断为慢性胰腺炎:①X 线腹部摄片在胰区有钙化、结石影;②胰腺外分泌功能检查有显著功能降低;③组织病理学有慢性胰腺炎改变。

6.鉴别诊断

应与消化性溃疡、胃炎、胆道感染、小肠吸收不良综合征等鉴别,特别需与胰腺癌鉴别。后者经过 B 超、CT 或 MRI 显像、ERCP 或手术探查多可做出诊断。

【治疗】

1.内科综合治疗

(1)病因治疗:有胆道疾病者应择期进行相应处理,嗜酒者应戒酒。

(2)止痛:可用药物止痛,也可选用大剂量胰酶制剂或 H_2 受体拮抗药,剧痛者可用腹腔神经丛阻滞,必要时行 Oddi 括约肌切开,胰管内置管,清除蛋白栓子或结石。

(3)并发症治疗:胰外分泌功能不全时,可摄取高蛋白、高糖、低脂肪饮食,胰酶制剂可选用多酶片、胰酶片、得每通片、达吉片等,胰腺钙化时可口服枸橼酸。多种维生素的补充当属必要,若发生糖尿病时可选用胰岛素等。

2.外科治疗

凡经内科治疗半年而效果不明显时,宜行手术。手术适应证:①虽经内科治疗但腹痛顽固而严重者;②并发胰腺假性囊肿或脓肿者;③形成胰腺瘘管者;④因胰头肿大或囊肿压迫胆总管发生阻塞性黄疸者;⑤疑为胰腺癌者。

3.介入治疗

经内镜行介入治疗:①在胰管狭窄段放置金属支架以扩张胰管;②胰管括约肌切开以利胰管内结石排出;③在假性囊肿和胃腔之间放支架,使囊肿内液体流入肠道;④对胆总管梗阻者,可放置支架解除梗阻。

【预后】

积极治疗可减轻症状。晚期并发重度营养不良、全身衰竭、胆道化脓性感染可导致死亡。

第三节　胰腺癌

胰腺癌是胰腺最常见的肿瘤,占人体恶性肿瘤的 1％～3％,占消化道肿瘤的 8％～10％,在死于肿瘤病例中,胰腺癌居第 4 位。临床表现以上腹痛、食欲缺乏和消瘦、黄疸为主。病情发展快,预后很差。发病多在中年以后,男性比女性多见。

【病因】

至今未明,可能与下述因素有关:长期大量吸烟,长期饮酒,高胆固醇饮食,长期接触 N-亚硝基甲胺、烃化物等化学物质,慢性胰腺炎、糖尿病等。

【病理】

胰腺癌以胰头部多见,占 60％～70％,胰体癌占 20％,胰尾癌占 5％,少数患者癌弥散于整个胰体而难以确定部位。胰腺癌多起源于导管上皮(81.6％),少数生于腺泡(13.4％),其余者不能肯定来源(5％)。胰腺因被膜薄,淋巴和血运丰富易发生转移,除局部淋巴结的转移外,胰头癌早期转移至肝,胰腺体尾癌易转移至腹膜。

【诊断】

1.临床表现

取决于肿瘤部位、病程早晚、有无转移及邻近器官累及状态,但病程短、发展快、预后差是其特点。

(1)腹痛:2/3～3/4 胰头癌有腹痛,胰体尾癌约 80％有腹痛,疼痛常于上腹部,按肿瘤部位的不同可偏左或偏右,开始为隐痛,多伴胀满不适,有时呈持续性且逐渐加重,常牵涉至背部。典型的胰腺疼痛是平卧时腹痛加重,尤以晚上更甚,常致患者起身走动彻夜难眠,采下蹲、前倾弯腰或侧卧蜷足位则可缓解或减轻腹痛,晚期持续剧烈腹痛,常需麻醉药而致成瘾。

(2)黄疸:是胰腺癌,尤其是胰头癌的重要症状,黄疸属梗阻性,常伴小便深黄及陶土色大便,且呈进行性,黄疸虽有时会轻微波动,但不会完全消失,胰体尾癌常在波及胰头时才出现黄疸,而胰腺癌晚期出现黄疸有时可能是肝转移所致。胰头癌若使胆总管下段梗阻而出现无痛性的胆囊肿大,呈 Courvoisier 征,对胰头癌具有重要诊断意义。

(3)体重减轻:因进食少、消化能力差、夜不成眠及进行性消耗,患者可在数月内体重减轻20～30kg,有时甚至先于其他症状发生之前出现,应予以重视。

(4)肿块:多居于病变所在处,属晚期表现,胰头肿瘤块多见于其他症状出现之后,而胰体、尾肿瘤块出现可能稍早。

(5)其他:胰腺癌者常有不同程度的消化道症状,如食欲缺乏、恶心、呕吐等,不少因腹痛不减、睡眠缺少而致精神异常焦虑和忧郁,少数者胰腺癌诊断的前后出现糖尿病的症状。

2.实验室检查

①血、尿、粪检查,可发现贫血、尿糖及粪便隐血阳性。②胆汁淤积性黄疸时以血清总胆红素增高为突出表现,且以直接胆红素增高为主。ALT 轻度至中度增高,且多保持稳定,很少下降。③血淀粉酶,30%患者由于胰管阻塞,可有血清淀粉酶升高。④血糖,30%以上空腹或餐后血糖升高,50%患者糖耐量试验异常。⑤癌胚抗原(CEA),82%～93%的患者 CEA 增高,但非胰腺癌所特有,结肠癌、胃癌等亦增高。

3.影像学检查

(1)钡餐检查:近 50%的患者有异常表现,尤行低张十二指肠造影更满意。胰头癌时可发现十二指肠曲增宽或十二指肠降段内侧呈反"3"形征象;十二指肠壁僵硬、黏膜破坏或肠腔狭窄或胃、十二指肠、横结肠受压而移位等。

(2)超声显像:

1)B 型超声显像:可显示胰腺肿大、形态不规则,或胰腺内出现肿块,诊断率达 80%左右,但对 2cm 以下的肿瘤诊断不理想。

2)内镜超声检查:超声胃镜可见胃后壁外方有局限性低回声的实质性肿块,其边缘粗糙。典型者边缘呈火焰状。若病变浸润周围大血管时,可见血管边缘粗糙或被肿瘤压迫等现象,能对手术切除的可能性做出一定的判断。胰腺癌检出率近乎 100%,且可在超声内镜下穿刺,行组织学或细胞学检查。

(3)CT 与 MRI:可较清晰地显示胰腺周围脂肪消失、外形变异和局限性肿大等,对胰腺癌的诊断率达 75%～88%,但有时难与慢性胰腺炎区别。MRI 检查结果与 CT 大致相似。MRCP(磁共振胆胰管造影)具有非侵入性、无创伤、无严重并发症、检查时间短等特点,不需注入造影剂,无 X 射线损害,能够清楚显示胆管及胰管情况。对胰腺癌的诊断率与 ERCP 相仿。

(4)逆行胰胆管造影(ERCP):除直接窥视十二指肠壁及壶腹有无肿瘤浸润外,插管造影胰管可显狭窄、扭曲或中断,对胰腺癌的诊断率达 85%～90%。采集胰液或刷取胰管狭窄处脱落细胞,可提高诊断率。

(5)细针穿刺胰腺活检(FNA):在 B 超或 CT 引导下,吸取组织标本并行细胞学检查,其对胰腺癌的诊断准确率达 80%。

4.鉴别诊断

(1)慢性胰腺炎:病程长、反复发作且黄疸少见,病情非进行性,而 X 线腹部平片、B 超或 CT 等可见胰腺钙化点,细胞学检查无肿瘤细胞可见。

(2)Vater 壶腹癌和胆总管癌:较胰头癌少见,通过影像学检查,一般可做出鉴别,必要时可剖腹探查。

【治疗】

以手术治疗为主,最好行根治手术,不能手术者,可行姑息性内科治疗。

1.手术治疗

可行胰、十二指肠切除术或扩大根治术,但由于确诊者已多属晚期胰腺癌,其手术切除率仅为 10％～20％。对无法根治者,仅可行姑息性手术以缓解症状。

2.内科治疗

化疗以氟尿嘧啶(5-FU)为首选或采用 SMF 方案、FAM 方案等;放疗可使症状改善、存活期延长;对症治疗可选用静脉高营养和氨基酸注射,以改善状态,并给予复合维生素、胰酶片或得每通等。

【预后】

本病预后差,在症状出现后平均寿命 1 年左右,扩大根治术治疗的 5 年存活率亦仅为 4％。

参考文献

[1]唐承薇.消化系统疾病.北京:人民卫生出版社,2011

[2]贾玫,王雪梅.消化系统疾病.北京:北京科学技术出版社,2014

[3]李春颖,刘震.消化系统疾病.北京:中国中医药出版社,2008

[4]何晋德,刘玉兰.消化系统疾病.北京:中国医药科技出版社,2007

[5]张春清,王强修.消化系统疾病介入治疗学.北京:人民军医出版社,2011

[6]田德安.消化系统疾病诊疗指南.第3版.北京:科学出版社,2013

[7]罗和生.消化内科住院医师手册.北京:科学技术文献出版社,2005

[8]梁浩.消化系统疾病诊断及治疗.北京:金盾出版社,2004

[9]郑方.肝胆外科医师进修手册.北京:人民军医出版社,2009

[10]何蕾,张文智.肝胆外科重症监护手册.北京:人民军医出版社,2012

[11]苏忠学,吴亚光.实用肝胆外科学.北京:世界图书出版社,2012

[12]周宁新.肝胆胰外科疾病病案分析.北京:科学出版社,2010

[13]吴金术.肝胆胰外科急症病案精选.湖南:湖南科技出版社,2011

[14]刘青光.肝胆外科手册.北京:科学出版社,2008

[15]郑方.肝胆外科医师进修手册.北京:人民军医出版社,2009

[16]何蕾,张文智.肝胆外科重症监护手册.北京:人民军医出版社,2012

[17]苏忠学,吴亚光.实用肝胆外科学.北京:世界图书出版社,2012

[18]周宁新.肝胆胰外科疾病病案分析.北京:科学出版社,2010

[19]吴金术.肝胆胰外科急症病案精选.湖南:湖南科技出版社,2011

[20]刘青光.肝胆外科手册.北京:科学出版社,2008

[21]胡盛寿.胸心外科学.北京:人民卫生出版社,2014

[22]刘美明.现代胸心外科学.北京:世界图书出版公司,2013

[23]万远廉,严仲瑜,刘玉村,张璐璐.腹部外科手术学.北京:北京大学医学出版社,2010

[24]张启瑜.钱礼腹部外科学.北京:人民卫生出版社,2006

[25]黄志强.腹部外科学理论与实践.第2版.北京:科学出版社,2011

[26]李桂民,薛明喜,李晓梅.急症腹部外科学.北京:人民军医出版社,2010

[27]张启瑜.腹部外科症状诊断与鉴别诊断学.北京:人民卫生出版社,2011

[28]潘凯.腹部外科急症学.北京:人民卫生出版社,2013

[29]夏穗生.现代腹部外科学.湖北:湖北科学技术出版社,2007